介護福祉士・ケアマネジャーのための

リハビリテーション医学

石田三郎

同成社

本書を推薦します

千葉大学医学部教授　守屋秀繁

　著者の石田三郎先生は私の大学・医局を通じての大先輩です。昭和33年に千葉大学医学部をご卒業後、千葉大学整形外科教室に入局されましたが、その後の医師としての生涯を肢体不自由児療育に棒げられ、平成10年まで千葉県千葉リハビリテーションセンターの施設局長を務められました。この間、千葉県におけるこの分野の第一人者として長きにわたりご活躍され、また後輩の指導にあたられました。一方、石田先生にはそのような医師としてのご経歴のほかに、「わらびさぶろう」というペンネームでの童話作家・随筆家という隠されたお顔があり、私は出版されるたびに先生が送って下さる童話集などを、いつも楽しく読ませていただいておりました。

　このたび医師であり、作家でもあるそんな石田三郎先生が、教科書をお書きになったということで、どのような雰囲気の本なのか大変興味をもって拝見いたしましたが、期待を裏切らないすばらしい内容でした。

　まず第一に長年リハビリテーション医学に携わられた著者のご経験をもとに、リハビリテーションの概念や、障害者・高齢者の理解に必要な医学的記載が盛り込まれております。特に第Ⅱ部の障害の医学的知識においては、高齢者、成人期、小児期に分けて、それぞれの世代で運動障害を引き起こしやすい病気について、わかりやすく解説されているなどの工夫がされており、また第Ⅴ部には具体的な事例提示が収められております。本書の第二番目の特徴は、通常の教科書にありがちな堅苦しい文章ではなく、誰にでも読みやすく、また処々に私見も取り入た説得力のあるタッチの文章で書かれているということで、ここには著者の作家としての一面をうかがうことができます。

　大変読みやすく理解しやすい本ですので、この本を介護福祉士やケアマネジ

ャーを目指す方々の教科書として、多くの方にぜひ利用していただきたいと思いますが、それだけではなくリハビリテーション医学の入門書として、あるいは読み物として、医学生・看護学生をも含めた医療・福祉関係者はもとより、広く一般の方にもご一読をおすすめしたいと思います。

本書を推薦する

千葉大学名誉教授・植草学園短期大学教授　小出　進

「私は、リハビリテーションのRe（再び）という字は不必要だという見解を持っている」という著者の言葉から、思い出したことがある。

国際知的障害者育成会連盟（ILSMH——The International League of Societies for Persons with Mentatal Handicap）の、知的障害者の権利に関する宣言（A Declaration on the Rights of Mentally Retarded Persons）は、1968年のエルサレム大会で承認された。

その第2条に、「知的障害者は、……能力と可能性の最大限の実現を図る教育、訓練、ハビリテーションおよび相談支援を受ける権利を有する」とある。一般的には、「リハビリテーション」と言うところを「ハビリテーション」としたのである。もともと、傷痍軍人等の社会復帰のための身体機能回復訓練法であったとされるリハビリテーションは、知的障害には適用し難いと判断してのことと思われる。

上記ILSMHの宣言を基として、3年後の1971年、国連が、知的障害者の権利宣言（Declaration on the Rights of Mentally Retarded Persons）をまとめたが、その第2条では、habilitationがrehabilitationに改められてしまっ

た。

　「リハビリテーション」の語は、実に多義である。「全人的復権」「主体性の確保・確立」など、理念的な概念から、日常会話で言う「リハビリ」（運動障害の機能回復訓練）等、実際的な概念まで、その範囲は広い。だから、福祉、教育などの関係者それぞれの思い込みや誤解も少なくない。本書は、リハビリテーション医学を中心に、その周辺の福祉や教育との関連について、ていねいに説明しているので、リハビリテーションの全貌が理解しやすい。

　福祉や教育の世界では、障害のある人たちの主体性確保・確立の思潮が高まり、障害の改善・能力の伸長を図る訓練的な対応よりは、自立的・主体的に活動し、生活できる状況づくりとしての支援的対応を、大切にするようになった。このような思潮にも十分即したリハビリテーションの方途が、本書で説かれている。

　著者石田先生には、私が在職した千葉大学では、障害教育の教員をめざす学生に、「肢体不自由」という運動障害に関する講義をしていただいた。現在勤務する植草学園短期大学では、高齢者・障害者の介護に当る介護福祉士をめざす学生に、「リハビリテーション」の講義をしていただいている。本書に盛り込まれた豊富な内容の授業を受けられる学生がうらやましい。

　　　　　は　じ　め　に

　この本は、主として介護福祉士をめざす人の教科書として書いたものです。
「介護」をリハビリテーション医学の技術面から考えると、応用リハビリテーション技術または包括リハビリテーション技術に相当します。というのも、実際の場面では、利用者の状態は障害病態が複合した形で現れるからで、これが現場で働く人たちを困惑させます。それゆえ、勉学する人たちに丁寧な指導書が必要と思われます。この本はそういう点に注目して書きました。それでなくとも、障害の医学面、リハビリテーション医学面から見た記述は、介護学でも重要な課題と思われますが、今まで誰もが避けていた気配があります。しかしそれではならないと思います。介護者自身が対象に興味をもつ必要があり、そのことは読者の皆さんが現場に立たれたとき、切実に感じることでしょう。
　この本は、そういう点を配慮して書きましたので、ただ単に介護福祉を学ぶ人以外にもケアマネジャー、リハビリテーション看護婦(士)、メディカルソーシャルワーカー、養護学校の教師といった方々にも役立つことと思います。
　次にことばの問題ですが、リハビリテーション、福祉で使われることばは抽象語が多く、抽象語は多分に多義的性格をもっていて、そのことばを使う人の立場によって、意味のちがいが複数あるのが特徴です。たとえばリハビリテーションということばは、人によって、運動療法、リハビリテーション医学、社会的リハビリテーション、障害学、理念的リハビリテーション等さまざまな意味あいに使われ、非常に混乱しています。仕事にとって重要なことばが曖昧だと、緊張した職場では意味をめぐっての争いがあったりして、チームのまとまりを欠き大変支障をきたします。
　私はこういう事態を避けるために、福祉医療面で使われる重要抽象語を、学

問的・研究的立場と、実際面とに分けて、それぞれで定義し、その曖昧さを除くべく努力しました。その基本的立場は障害者基本法に則っています。

次に介護という立場で皆さんが扱われる事がらは、まだ学問的立場、医学的立場から未解明の部分が少なくありません。それだけに皆さんにも、地道な観察および研究的態度が要請されます。そしてその研究成果を公開し討論する態度が要求されます。

最後に、この本はあくまでも、運動機能障害とその関連部門だけしか扱っていませんので、その扱っていない部分、社会福祉事業の歴史的展望、感覚障害系（視覚および聴覚）および内部障害、精神障害の部分は社会福祉原論で、また運動機能障害に対する具体的・詳細な介護技術については障害形態別介護技術論で勉強してくださるようお願いします。さらにケアマネジャーを志す人は、介護保険法を通読することをおすすめします。また最近の社会福祉にかかわる法律の改正点にも注意してください。

この本について、懇切な推薦のことばをくださった千葉大学医学部教授の守屋秀繁先生、同じく千葉大学教育学部名誉教授の小出進先生に深く感謝申し上げます。

また、出版の労をとってくださった同成社の山脇洋亮氏にも厚くお礼申し上げます。

　　　　2000年初冬

　　　　　　　　　　　　　　　　　　　　　　　　著者しるす

目　　次

第Ⅰ部　リハビリテーションとはなにか　3

第1章　リハビリテーションと医学 ——————————— 3
第2章　障害とはなにか ———————————————— 5
- 第1節　障害の定義　5
- 第2節　定義の解説　10
- 第3節　障害には配慮と援助が必要である　18
- 第4節　障害の心理的問題　18

第3章　リハビリテーション医学の目標 ————————— 24
第4章　リハビリテーション医学と福祉 ————————— 25
第5章　自立という概念について ———————————— 28
第6章　介護と自立 ——————————————————— 30
第7章　介護の実際面と倫理面 ————————————— 32
- 第1節　介護とニーズの把握　32
- 第2節　介護における公的義務　34
- 第3節　障害者基本法に掲げられた理念　35
- 第4節　障害予防ということについて　36

第Ⅱ部　障害の医学知識〈運動機能障害および痴呆と高齢者の身体的特性について〉　39

第1章　基礎的知識 ——————————————————— 39
- 第1節　解剖学の知識　39
- 第2節　簡単な神経病理と運動生理について　55

第2章　高齢者の運動機能障害をきたす主な疾病とその impairment ―― 66

第1節　脳血管障害　66
第2節　脳血管障害にともなう合併病態　72
第3節　パーキンソン病と脳血管障害性パーキンソニズム　77
第4節　慢性関節リウマチ（RA）　80
第5節　筋萎縮性側索硬化症（ALS）　83

第3章　痴　呆 ―― 84

第1節　総　論　85
第2節　各　論　88

第4章　高齢者の身体的特性、とくに疾病とのかかわりについて ―― 92

第1節　要介護高齢者の増加　92
第2節　老年医学の観点から　93
第3節　高齢者の重大疾患をきたす3大リスク　95
第4節　廃用性症候群について（いわゆる寝たきり症候群について）　99

第5章　成人期の運動機能障害をきたす主な疾病とその impairment ―― 105

第1節　脊髄損傷　105
第2節　切　断　111

第6章　小児期の運動機能障害をきたす主な疾病とその impairment ―― 114

第1節　脳性麻痺　114
第2節　脳性麻痺にともなう重要な合併症状または重複障害　123

第3節　重症心身障害　129
　　第4節　二分脊椎（髄膜・脊髄瘤をともなう二分脊椎）　132
　　第5節　デュシェンヌ型筋ジストロフィー症　136

第Ⅲ部　特例的病態および運動麻痺に対する介護　*141*

第1章　痴呆の介護 ―――――――――――――――――――――142
第2章　失語・コミュニケーション障害の介護 ――――――――143
第3章　失行・失認の介護 ――――――――――――――――――145
第4章　失禁の介護、とくに高齢者の失禁について ―――――146
　　第1節　排尿の生理とその異常　147
　　第2節　脳血管障害および高齢者における失禁の介護　148
第5章　摂食困難および嚥下障害の対策 ――――――――――149
　　第1節　小児の場合　149
　　第2節　高齢者の場合　154
第6章　運動麻痺の介護 ―――――――――――――――――――156
　　第1節　四肢麻痺介護　156
　　第2節　下肢麻痺の介護　159
　　第3節　片麻痺の介護　160

第Ⅳ部　評価と介護保険法によるリハビリテーションの展開　*163*

第1章　評　価 ―――――――――――――――――――――――163
　　第1節　評価の意味と種類　163
　　第2節　ADL（日常生活動作）評価　164
　　第3節　生活関連動作と社会関連動作　172
　　第4節　痴呆にかかわる実態評価　174
　　第5節　地域福祉ケアにおける金銭管理等の問題について　176

第2章　介護保険法によるリハビリテーション（福祉）の展開―179
第1節　日本におけるリハビリテーションの流れと問題点　179
第2節　介護保険法によるリハビリテーション（福祉）の展開　182

第3章　第2号保険者給付の要件となる特定疾病について―187

第V部　ケアマネージングされた事例提示　*195*

主要参考文献―201
障害者基本法（抜粋）―203
索　引―209

介護福祉士・ケアマネジャーのための
リハビリテーション医学

第Ⅰ部 リハビリテーションとはなにか

第1章 リハビリテーションと医学

　リハビリテーションは英語では、破門取り消し、犯罪からの名誉回復、罪名確定による公民権停止からの復帰、また最近の用語では身体障害者の疾病の療養期間からの社会復帰という意味で使われている。日本語でいうリハビリテーションは、欧米ではメディカルリハビリテーションといわないと通じないときがあるという。

　しかし今では、リハビリテーションは障害者の全人間的復権という意味で使われている。そこでは障害者が失ったものは、人の基本的人権というわけで、リハビリテーションは障害者の失われた基本的人権の復権ということになる。[1]

　ところでわが国では、基本的人権は憲法で保障されているが、大きく分けて生存権、教育権（教育を受ける権利）、労働権、人間らしく生きる権利（文明を享受する権利）等と考えられ、それぞれに対応して、医学的リハビリテーション、教育的リハビリテーション、職業的・経済的リハビリテーション、社会的・文化的リハビリテーションの4面がある。

　私は、リハビリテーションのRe（再び）という字は不必要だという見解をもっている。すなわちリハビリテーションは障害者の基本的人権の実現のため

の方策のすべてを指すという考え方だけでよいと思う。その方がたとえば先天的に全介助を必要とする障害者（児）に対して理念にあったところの処遇が保障されると思う。ちなみにこの本のかかわるところは、もとは社会的（文化的）リハビリテーションであるが、それは同時にリハビリテーション医学の根幹とも密接にかかわっており、そこのところが大切であると論じているのである。

　医学的リハビリテーションは障害の医学と同義とされる。ところで障害は昭和45年に公布された心身障害者対策基本法で、心身障害者とは①肢体不自由、②視覚障害（視野欠損も含む）、③聴覚障害、平衡機能障害、④音声機能障害もしくは言語機能障害、⑤心臓機能障害、呼吸機能等の固定臓器障害、⑥精神薄弱等の精神的欠陥があるために長期にわたり、日常生活または社会生活に相当の制限をうけるものとされている。これをうけて医学的リハビリテーションは医学全科に及ぶ。整形外科リハビリテーション、眼科リハビリテーション、耳鼻科リハビリテーション、内科リハビリテーション、泌尿器・皮膚科リハビリテーション等々が考えられるが、現在わが国の各地域で行われているリハビリテーションセンターの事業内容は、それほど大きくなく、運動機能障害のリハビリテーションとその関連事業である。それをリハビリテーション医学と呼ぶ。ところでこの関連事業とは、脳血管障害を考えた場合（高齢者も小児もある）、単に運動機能障害だけに対応するのではなく、脳障害にかなり多くの例に重複する知的障害（知的発達遅滞・痴呆）、てんかん、行動異常、言語障害（麻痺性構語障害・失語症）、摂食・嚥下障害、高次脳機能障害（失行、失認）に対応することを意味している。さらに脳障害には、視覚障害、聴覚障害、内部障害をも合併することがあるので、本当のところリハビリテーション医学は医学全般に関係している。

　しかし、知的障害のない純粋、単純な視覚障害（視力障害）、聴覚障害（聴

力障害)者の処遇システムは、歴史的にも伝統的にも完成されていて、通常(わが国では国、東京都等では同じ場所で対応しているが……)リハビリテーション医学の事業から除外されて社会的リハビリテーション的処遇をうける。この本でも、そこのところは除外してあるので、読者は社会福祉論の該当するところでしっかり学んでもらいたい。

第2章　障害とはなにか

第1節　障害の定義

　障害者とは、誰を指すのかは種々の見解があって、厳密に考えるとむずかしい。

　日本では法律で規定されており、障害者基本法による。具体的にどの程度の重さの障害をもつ人びとを障害者と定めるかは、身体障害者福祉法、知的障害者福祉法、精神保健および精神障害者福祉に関する法律で定められている（表1-1、-2）。

障害者基本法（1993年＝平成5年）

「身体障害、精神薄弱、または精神障害があるため、長期にわたり日常生活または社会生活に相当に制限をうけるもの」

　また障害には、多くの種類があるが、これは昭和45年（1970）に制定された心身障害者対策基本法の条文のなかに比較的よくかかれている（ちなみに障害者基本法はこの心身障害者対策基本法を23年ぶりに改訂したものである）。

心身障害者対策基本法（1970年＝昭和45年）

「心身障害者とは、肢体不自由、視覚障害、聴覚障害、音声機能障害もしくは言語機能障害、心臓機能障害、呼吸機能障害等の固定臓器障害、または知的

表 I-1 身体障害者福祉法施行規則 別表5（肢体不自由用）

級別	上肢	下肢	体幹	乳幼児期以前の非進行性病変による運動機能障害	
				上肢機能	移動機能
1級	1 両上肢の機能を全廃したもの 2 両上肢を手関節以上で欠くもの	1 両下肢の機能を全廃したもの 2 両下肢を大腿の2分の1以上で欠くもの	体幹の機能障害により坐っていることができないもの	不随意運動・失調等により上肢を使用する日常生活動作がほとんど不可能なもの	不随意運動・失調により歩行が不可能なもの
2級	1 両上肢の機能の著しい障害 2 両上肢のすべての指を欠くもの 3 一上肢を上腕の2分の1以上で欠くもの 4 一上肢の機能を全廃したもの	1 両下肢の機能の著しい障害 2 両下肢を下腿の2分の1以上で欠くもの	1 体幹の機能障害により坐位又は起立位を保つことが困難なもの 2 体幹の機能障害により立ち上ることが困難なもの	不随意運動・失調等により上肢を使用する日常生活動作が極度に制限されるもの	不随意運動・失調等により歩行が極度に制限されるもの
3級	1 両上肢のおや指とひとさし指を欠くもの 2 両上肢のおや指とひとさし指の機能を全廃したもの 3 一上肢の機能の著しい障害 4 一上肢のすべての指を欠くもの 5 一上肢のすべての指の機能を全廃したもの	1 両下肢をショパー関節以上で欠くもの 2 一下肢を大腿の2分の1以上で欠くもの 3 一下肢の機能を全廃したもの	体幹の機能障害により歩行が困難なもの	不随意運動・失調等により上肢を使用する日常生活動作が著しく制限されるもの	不随意運動・失調等により歩行が家庭内での日常生活活動に制限されるもの
4級	1 両上肢のおや指を欠くもの 2 両上肢のおや指の機能を全廃したもの 3 一上肢の肩関節、肘関節、手関節のうち、いずれか一関節の機能を全廃したもの	1 両下肢のすべての指を欠くもの 2 両下肢のすべての指の機能を全廃したもの 3 一下肢を下腿の2分の1以上で欠くもの		不随意運動・失調等による上肢の機能障害により社会での日常生活活動が著しく制限されるもの	不随意運動・失調等により社会での日常生活活動が著しく制限されるもの

級					
4級	4 一上肢のおや指・ひとさし指を欠くもの 5 一上肢のおや指・ひとさし指の機能を全廃したもの 6 おや指・ひとさし指を含めて一上肢の三指を欠くもの 7 おや指・ひとさし指を含めて一上肢の三指の機能を全廃したもの 8 おや指・ひとさし指を含めて一上肢の四指の機能の著しい障害	4 一下肢の機能の著しい障害 5 一下肢の股関節又は膝関節の機能を全廃したもの 6 一下肢が健側に比して10センチメートル以上又は健側の長さの10分の1以上短いもの			
5級	1 両上肢のおや指の機能の著しい障害 2 一上肢の肩関節、肘関節又は手関節のうち、いずれか一関節の著しい機能障害 3 一上肢のおや指を欠くもの 4 一上肢のおや指の機能全廃 5 一上肢のおや指・ひとさし指の機能の著しい障害 6 おや指又はひとさし指を含めて一上肢の三指の著しい機能障害	1 一下肢の股関節又は膝関節の機能の著しい障害 2 一下肢の足関節の機能の全廃 3 一下肢が健側に比して5センチメートル以上又は健側の長さの15分の1以上短いもの	体幹の機能の著しい障害	不随意運動・失調による上肢の機能障害により社会での日常生活活動に支障のあるもの	不随意運動・失調等により社会での日常生活活動に支障のあるもの
6級	1 一上肢のおや指の機能の著しい障害 2 ひとさし指を含め、一上肢の二指を欠くもの 3 ひとさし指を含めて一上肢の二指の機能を全廃したもの	1 一下肢をリスフラン関節以上で欠くもの 2 一下肢の足関節の著しい機能障害		不随意運動・失調等により上肢の機能の劣るもの	不随意運動・失調等により移動機能の劣るもの

7級は省略（7級の障害が2つ以上重複する場合は6級になる。7級は手帳交付非該当）

表 I-2 身体障害者福祉法施行規則 別表5（肢体不自由以外）

級別	視覚障害	聴覚又は平衡機能の障害		音声機能、言語機能又はそしゃく機能障害	心臓、じん臓もしくは呼吸器又はぼうこうもしくは直腸もしくは小腸の機能障害もしくは免疫不全ウイルスによる免疫の機能障害					
		聴覚障害	平衡機能障害		心臓機能障害	じん臓機能障害	呼吸器機能障害	ぼうこう又は直腸の機能障害	小腸機能障害	ヒト免疫不全ウイルスによる免疫の機能障害
1級	両眼の視力の和が0.01以下のもの（視力は万国式試視力表によって測ったものをいい、屈折異常のある者については、きょう正視力について測ったものをいう。以下同じ）				心臓の機能の障害により自己の身辺の日常生活活動が極度に制限されるもの	じん臓の機能の障害により自己の身辺の日常生活活動が極度に制限されるもの	呼吸器の機能の障害により自己の身辺の日常生活活動が極度に制限されるもの	ぼうこう又は直腸の機能の障害により自己の日常生活活動が極度に制限されるもの	小腸の機能の障害により自己の日常生活活動が極度に制限されるもの	ヒト免疫不全ウイルスにより自己の日常生活活動が極度に制限されるもの
2級	1 両眼の視力の和が0.02以上0.04以下のもの 2 両眼の視野がそれぞれ10度以内でかつ両眼による視野について視能率による損失が95パーセント以上のもの	両耳の聴力レベルがそれぞれ100デシベル以上のもの（両耳全ろう）								
3級	1 両眼の視力の和が0.05以上0.08以下のもの 2 両眼の視野がそれぞれ10度以内でかつ両眼による視野について視能率による損失が90パーセント以上のもの	両耳の聴力レベルが90デシベル以上のもの（耳介に接しなければ大声音を理解し得ないもの）	平衡機能の極めて著しい障害	音声機能、言語機能又はそしゃく機能の喪失	心臓の機能の障害により家庭内での日常生活活動が著しく制限されるもの	じん臓の機能の障害により家庭内での日常生活活動が著しく制限されるもの	呼吸器の機能の障害により家庭内での日常生活活動が著しく制限されるもの	ぼうこう又は直腸の機能の障害により家庭内での日常生活活動が著しく制限されるもの	小腸の機能の障害により家庭内での日常生活活動が著しく制限されるもの	ヒト免疫不全ウイルスにより家庭内での日常生活活動が著しく制限されるもの

4級	1 両眼の視力の和が0.09以上0.12以下のもの 2 両眼の視野がそれぞれ10度以内のもの	1 両耳の聴力レベルが80デシベル以上のもの(耳介に接しなければ話声語を理解し得ないもの) 2 両耳による普通話声の最良の語音明瞭度が50パーセント以下のもの		音声機能、言語機能又はそしゃく機能の著しい障害	心臓の機能の障害により社会での日常生活活動が著しく制限されるもの	じん臓の機能の障害により社会での日常生活活動が著しく制限されるもの	呼吸器の機能の障害により社会での日常生活活動が著しく制限されるもの	ぼうこう又は直腸の機能の障害により社会での日常生活活動が著しく制限されるもの	小腸の機能の障害により社会での日常生活活動が著しく制限されるもの	ヒト免疫不全ウイルスによる社会での日常生活活動が著しく制限されるもの
5級	1 両眼の視力の和が0.13以上0.2以下のもの 2 両眼による視野の2分の1以上が欠けているもの		平衡機能の著しい障害							
6級	一眼の視力が0.02以下、他眼の視力が0.6以下のもので、両眼の視力の和が0.2を超えるもの	1 両耳の聴力レベルが70デシベル以上のもの(40センチメートル以上の距離で発声された会話語を理解し得ないもの) 2 一側耳の聴力レベルが90デシベル以上、他側耳の聴力レベルが50デシベル以上のもの								

障害等の精神的欠陥があるため長期にわたり日常生活、または社会生活に相当の制限をうけるもの」

この他に、1981年（昭和56年）に世界的に障害者が権利宣言を行っているが、この定義も大切である。

「先天的と否とにかかわらず、身体的または精神的能力不全のために、通常の個人または社会生活に必要なことを確保することが、自分自身で完全または部分的にできない人」

この文章を解釈すると次のようになる。

「身体的または精神的能力不全のため、社会的にも、政治的にも、いろいろな配慮と援助をうけるニードがあり、またそのニードを受ける権利のある人」

第2節　定義の解説

1　障害には種類と重さがある

まず重さについては、肢体不自由については身体障害者福祉法の等級表（重くなるにつれて等級数字が低くなる。最も軽いものは6級。ただし7級障害が二つあれば6級になる）に概括的に決められている（表1）。このうち介護を必要とする程度の重さの者については、介護保険法で規定する要介護認定が大きな意味をもつかもしれない（表2）。知的障害者については、都道府県レベルでの療育手帳認定がある（表3）。精神障害者等についてはまだ定まった規定がない。成人の痴呆については療育手帳の等級認定が参考になろう。

障害とふつういった場合、身体・精神の機能不全の状態はかなり重いものを指す。たとえば視覚障害者の視力で見た場合、一番軽い等級6で、眼鏡をかけて両側眼の視力の和が0.2以下のものをいうところから想像がつくだろう。

疾病との関係でどの時期から障害と見なすかは常識的判断によるが、切断とか脊髄損傷完全麻痺の場合は、受傷後比較的早期から判定が可能であるが、そ

表2　介護保険法による要介護認定

要介護認定	身体状況のイメージ	省令による介護認定基準
要介護状態になるおそれがある状態	日常生活能力は基本的にあるが、障害の原因が脳血管障害等にあるもの	要介護認定等基準時間が25分以上の状態又はこれに相当すると認められたもの
要介護度Ⅰ：軽度	日常生活はなんとか自分でできるが日常生活一部介助	要介護認定等基準時間が30分以上50分未満又はこれに相当すると認められたもの
要介護度Ⅱ：中等度	日常生活は自分でできない 日常生活の大部分介助（食事等一部自立）	要介護認定等基準時間が50分以上70分未満又はこれに相当すると認められたもの
要介護度Ⅲ：重度	日常生活全介助	要介護認定等基準時間が70分以上90分未満又はこれに相当すると認められたもの
要介護度Ⅳ：最重度	日常生活全介助 起き上がり、寝返りができない	要介護認定等基準時間が90分以上110分未満又はこれに相当すると認められた者
要介護度Ⅴ：重症	日常生活全介助 寝たきり状態	要介護認定等基準が110分以上又はこれに相当すると認められた者

省令による介護認定基準と、身体状況のイメージとは必ずしも合わないと思われるが実際の介護認定は身体状況だけで認定しているわけでないので、介護量の時間量で判定するのは止むを得ない。

表3　知的障害者のための療育手帳の等級判定（千葉県）
原則的に2年ごと再判定

障害の程度		障害程度の基準
重度	Ⓐ	知能指数がおおむね20以下で日常生活で常時介護を要する者
	A_1	知能指数がおおむね21〜35以下で日常生活で常時介護を要する者
	A_2	知能指数がおおむね36〜50以下で重度の障害を有し日常生活で常時介護を要する者
中度		上記以外の者で（重複障害がない）知能指数がおおむね36〜50までの者
軽度		知能指数がおおむね51〜75までの者

の場合でも、障害者自身の障害受容とのからみ合いで（障害者自身の自認があって）はじめて障害ということになるだろう。すなわち原則として障害者自身の自認による申請と都道府県知事指定の医師の診断書（意見書、ただし等級設定の記載が必要）により障害者手帳の交付をうけて障害となる。障害者基本法の「長期にわたる」ということばは、おおむね3カ月以上と解釈してよい。

　障害の種類について述べる前に、障害に使われていることばについて簡単に触れておきたい。というのも厚生省で使われていることばは、ふつうの人はそのまま聞けば、一応わかったような気になるが、よく考えるとあまりわかっていない場合が多い。ことば自体がやや抽象的すぎるせいであろうか。

　たとえば、肢体不自由は運動機能障害といった方がわかりやすい。視覚障害は弱視と盲といった方がわかりやすい。聴覚障害は難聴と聾といった方がわかりやすい。内部障害は、一般内・外科的機能障害、すなわちア）心臓の機能障害、イ）腎臓の機能障害、ウ）呼吸器（肺）の機能障害、エ）直腸・小腸の機能障害、オ）膀胱の機能障害、カ）ヒト免疫不全ウイルスによる機能障害といった方がわかかりやすい。

　なお精神薄弱は平成10年まで法令用語として使われていたが、福祉関係者では精神（発達）遅滞、ジャーナリズムでは知的障害ともいわれたが、昨年の改正法令で知的障害といわれるようになった。

　障害の種類について述べると、

　身体障害では、①肢体不自由、②視覚障害（視力のみならず大きな視野欠損も含む）、③言語障害と音声機能障害（この場合は先天的な兎唇、喉頭がんで声帯切除して音声を失った場合を含む）、④聴覚障害（平衡機能障害も含む）、⑤内部障害、ア）心臓の機能障害（先天的心奇形も含む）、イ）腎臓の機能障害（腎透析患者など）、ウ）呼吸器の機能障害（慢性気管支喘息、慢性肺気腫など）、エ）直腸・小腸の機能障害（人工肛門が造設されているような場合）、オ）膀胱の機能障害（膀胱腫瘍術後の尿失禁など）、カ）ヒト免疫不全ウイルスによ

る免疫機能障害、精神面では、①知的障害、②精神障害となるが、これはわが国の場合であって欧米ではこの外に自閉症およびてんかんも障害にいれていることがある。

障害に種類があるということは、種類によって専門的対応がちがうという意味（障害の個別性の重視）と現実に見られる重複障害の概念を理解するためにも重要である。障害はどの障害の種類ひとつをとっても、その一つだけの対応だけで大変であるからである。重複障害は、それを構成する障害単位に分解して処遇を考えなければ対策もたてられないほど対応がむずかしい。

2　質について（障害の3層構造）

障害の質を考える場合、現在では3つのレベルで考えるのが常識となっている（障害の構造主義的把握）。その3つとは、impairment、disability、handicapである。

1）Impairment

impairmentとは、心理的・生理的・解剖的な構造または機能の喪失・異常であり、医学のいう病名（disease）とは概念的にちがう。

病名と障害との関係について考えると、

① 急性の疾病のあとにくるもの、すなわち後遺症といえる部分、または切断等の身体部位の喪失があるもの

② 疾病とともにある障害で、病名そのものが障害名として使われる。その場合、障害はその疾病の症候群と考えられる。例：慢性関節リウマチ

③ 先天的にある障害、これらには一連の奇形症候群が含まれるが、一般に病名そのものが障害名となる。ただしこれには医療現場からの種々の批判、反省、または統計上の厳密さからも批判があることも事実である。たとえば脳性麻痺は障害名であるが、その原因によって、たとえば急性虚血性低酸素性

脳症後遺症といわれたりする。これが正しくいえば病名であろう。

disease（病気）は impairment と対比して考えると次のことがわかる。すなわち disease は人の身体的または精神的のなんらかの異常ではあるが、

①現在の医療（科学）によって治癒可能なもの

②腫瘍のようにつねに医療によって治療的介在がなければ死にいたるか、死にいたる期間が短くなるもの、いいかえれば医療的に放置すれば進行的に死にいたるもの、ただしこの場合でも期間が異常に長いものでは impairment として取り扱われる。例：デュシェンヌ型筋ジストロフィー

③慢性期には impairment になることがわかっていても、それが救命期にあるもの、例：脳血管障害、脊髄損傷

ということができる。

なお手術を必要とする状態でも、それがあくまで救命または愁訴除去を目的としたものであれば disease であり、機能改善を目的としたものであれば impairment と考えた方が、処遇上、目標という観点から見てわかりやすい。

disease のこういう考え方は、医療にかかわる者にとって異論のあるところと思われるが、私は１つの考え方と思うし、実態をわかりやすくする。

リハビリテーション関係者（すなわちリハ医師、PT、OT 等）は disease-impairment 複合体にある人を急性期にある人、慢性期にある人、維持期にある人と分けて考えたとき、急性期にある人を disease ととらえ、他の状態を impairment ととらえている。

上記 disease ③の状態にある人、すなわち慢性期には impairment になることがわかっていて救命期にある人は、救命時期からリハビリテーション的観点に立っての治療が必要なことはいうまでもない（リハビリテーションを考えての手術、または超早期リハビリテーションの必要性）。このことから考えると、impairment は disease-impairment 複合体の完全治癒にいたらないまでも、機能改善と二次的病態（変形および廃用性筋萎縮）の予防、そしてもともとの

disease-impairment 複合体に存在しなかったところの偶発的事故の防止、そして麻痺または疾病と関係のない健康部分を活用しての能力改善、すなわち残存部分の活用（例：下肢麻痺がある場合、健康な上肢を使っての車椅子移動）を目標とすることがわかる。そして障害としての impairment は、disease を広い概念でとらえた場合の現代科学の水準では治癒にいたらない部分に対応している。[2]

impairment の二次的病態のなかには、加齢による生理的変化が附加されると重症化することがある。また重複障害の場合は impairment が複数存在し、それだけ処遇がむずかしくなる（註2参照）。

2）Disability

disability とは、ある個人が impairment があるために、その人の住んでいる地域、文化的条件下で当然行うことができるという行為、または正常と思われる範囲、方法で行う能力の制限あるいは喪失を指す。すなわち障害者の能力障害を指す。私は disability の概念もあまり広くとらない方がよりわかりやすいのではないかと思っている。すなわち日常生活動作（ADL）、または生活関連動作（APDL）の制限ととらえた方が実際の処遇上対応しやすい（第Ⅳ部参照）。

ふつう disability に対する処遇上の目標は「自立」と考えられている、しかもその自立も単なる動作ができるだけではだめで、実際に生活の上で使える、できるということが大切である。しかし disability 概念のよいところは、その人のなまの身体部分だけを使っての動作完遂が無理ならば、車椅子等の移動器具、自助具、補装具、義肢、その他のもろもろ工夫された生活用品、エレクトロニクス器具の使用で、ある行為ができるならば、それをできると認めている点である。

なお disability を知的障害者に適用する場合は、療育手帳等級表にあるよう

に、ごく常識的判断で対応するのがよいと思われる。厳密な判定は（判定者自身の自己満足だけで）かえって誤りを招く。

ところで自立という概念はその歴史的由来がさし示すように、職業的自立をさす。しかし実際には、そういう自立を達成できる障害者は、ごく限られた少数の人にしかすぎない。運動機能障害がごく軽度であっても、そこに言語障害、高次脳機能障害、知的障害、行動異常をともなえば、disability はたちまち重度になる。

またもともとの impairment が重度である場合には、上記での意味の「自立」は困難となる。よくリハビリ関係者で使用される「家庭内自立」、「病棟内自立」ということばはその間の事情を雄弁に物語っていると思う。その場合は、「QOL」の概念が適用される。

「QOL」すなわち「Quality of Life」とは「人は趣味や教養やスポーツや家庭生活や社会地域参加などを通じて生活の真の豊かさを求め得、それを目的ともし得る」ということである。簡単にいえば経済的収入のない社会参加の概念である（結果としての経済的収入はあり得る）。合併（重複）障害のある障害者、およびかなり重度の身体障害者までがこの概念の適応となる。

しかし「QOL」の評価となるとその評価法はまだない。またこの概念のなかには、障害者の側からいえば、自己決定権（自らのことは自ら選ぶ）のような自己を律する、すなわち自律の心および自己責任の概念が同時に含まれていることも注目すべきである。障害者には自らの生活を自ら作るという心構えを作る必要がある。こういう考え方を「自立」ということばに含める人もいる。

impairment が最重度、いわゆる「寝たきり」状態になると、この「QOL」の概念も部分的にしか適用されないだろう。その場合には「人間らしく生きる権利」という概念が大切となる。すなわちその地域、社会のあらゆる人的―生活資源（ボランティア制度、介護制度、福祉施設制度等）を使って、その人の基本的人権を保障することが大切となる。この概念はじつは次の handicap の

概念でもある。

3) Handicap

　疾患、機能障害（麻痺および関節拘縮および疼痛）、形態障害（奇形と切断等の欠損）、および能力障害（disability および知的障害、精神障害）から生じた日常生活動作障害の上に立って、さらに社会的存在としての人としてとらえた障害で、こういう人は当然保障されるべき基本的人権行使が制約または妨げられ、正当な社会的役割もはたすことができない。私はこの際、他の本に書かれている復権ということばを好まない。なぜなら基本的人権はいずれの人にも生来的なものと解釈するからである。すなわち handicap は、本来その人がもっている基本的人権が、日常生活動作障害等によって潜在していたものを、種々の社会政策および地域の人たちの努力によって顕在化させることをリハビリテーションと解釈し、介護保険法の基本的理念もここに則っているといってよいと思う。

　しかし handicap は、法制、制度以外にもいろいろな場面で存在する。たとえば車椅子使用者は、町なみの歩道の段差、建造物の階段に困惑するだろう。また公衆便所に洋式便器のないことにも困るだろう。また自宅でも、廊下の広さ、便所の広さ、浴室の広さ等にも困っているかも知れない。精神的・心理的なものでは、学校・公共の場での差別的処遇、就職差別、結婚差別等いろいろなものがある。慣習的なものでは、たとえば教職者は五体満足な者でなければならないとしたら障害者はしめだしをくってしまう。また肢体不自由のためにテレビ、コンピュータ等のエレクトロニクス機器のソフト部分が適合できないため使えないとしたらこれも問題である。

　スポーツ、公園等の出入り、図書館、展覧会場への入場等も肢体不自由のために参加・入場できないとなれば問題である。

　それでなくても、障害者は健常者が職場等で毎年受けている健康診断を受け

ていない。日常診療の場でも、車椅子使用の障害者は、ふつうの開業医・待合室に入ることは狭くてむずかしい。そんな問題もある。

それから考慮されなければならないことは、自由という行為の源になっている自己決定権も障害者では奪われている場面が多々ある。これも取り除かれるべきであろう。

要は、障害者といえどもふつうに基本的人権が行使するように社会構造・仕組みを変えるべきだというのがノーマリゼーションの考え方である。

第3節　障害には配慮と援助が必要である

障害には援助と配慮を受けるニードがあり、さらにそのニードが権利としてもあるということである。援助には支援と介助とがある。介助は直接的身体的の助け（help）をいい、その他は支援と考えてよい（表4）。

配慮とは、障害者の気持に思いをやり、かつその基本的人権実現のためハンディキャップ除去に努めること、たとえばふつうに交際したときは障害者の行為について見て見ぬふりをすることも配慮の1つである（表4）。

ついでに介助と介護のちがいであるが2つの点でちがう。1つは介護は専門的知識をもって理にかなった介助をすること、2つめは、ふつう介助は日常生活動作のみにかかわるが、介護は日常生活動作の範囲を超えて、日常生活関連動作、さらに社会関連動作（病院およびデイケアサービス機関への通院・通所、役所等への手続き、書類提出（委任状が必要か？）、銀行、郵便局への金銭のひきだし等々）にもかかわると思われる（第Ⅳ部参照）。

第4節　障害の心理的問題

この問題は上田敏氏の『リハビリテーションを考える』という本で「体験と

表4　身体障害者への援助概略※

援助			
	─地域医療サービス	・訪問看護　　　・訪問リハビリテーション ・居宅療養管理　・通所リハビリテーション（デイケア） ・短期入所療養介護（ショートステイ）	
	─地域福祉サービス	・訪問介護　　　・訪問入浴介護 ・通所介護（デイサービス） ・短期入所生活介護（ショートステイ） ・痴呆型対応共同生活介護（グループホーム）	
	─経済的・物質的援助	・年金　　・手当 ・医療費助成、補装具・車椅子等の取得への助成 ・住宅取得自動車改善費等への助成 ・税金を免除又は軽減 ・公共的料金（バス、タクシー、放送料金等）等への免除又は軽減 ・公共的障害者住宅への入居	
	─環境的なもの─	◎教育的環境援助	・各種養護学校 ・各種特殊学級 ・職業訓練校など
		◎生活物理的環境改善	・道路、公共的建物の段差をなくす ・公共的建物にエレベーター、手すり、点字ブロック、身障用便所をつける ・デパート・商店街など買物し易い設備をつける ・バス・電車等のりおりし易い設備をつける
		◎職業的環境改善	・職場に働き易い設備器具等を設置
		◎文化的援助	・点字図書館 ・難聴者用設備のある図書館 ・手話を放送劇場などで使う ・文化的施設の物理的環境改善 ・身障者のできるスポーツ ・身障者のできるレクリエイション
		─その他法的優遇措置	
	─直接的身体的援助─→狭義には単なる介助であるが広義には福祉施設的援助も含まれる		

※この表は後述の障害者基本法と照らし合わせて読まれたい（とくに雇用問題および相談業務について）

しての障害」と表現されているが、いい得て妙である。

　障害は途中障害者（後天的障害者）において大変な混乱と困惑をひき起こす。なぜなら障害はふつうに生きている人にとって不条理そのものだからである（不条理は人力をもってしてもいかんともなし得ないものをいう。たとえば人は時間軸を逆方向に動かすことはできない。親、兄弟を選択できない。性を選択できない、生れた時、所を選択できない。天候を支配することができない等々数えればたくさんある。したがって人は不条理に対しては不快感をもつか軽く見ようとして障害のもつ現実を冷静に直視しないという心理的逃避におちいる。明らかに死に対してもそうである）。

　障害受容とはまずその不条理性を直視すること─現実認識に立ってその不条理性を直視しなければならない。そのためには若干時間を要する。上記の上田敏氏は障害者は5期の段階を経て障害受容をするという。

1　ショック期

　受傷直後の集中的濃厚医療ケアを受けている時期で、この時期は一種の離人的状態となり、障害そのものは身近かに感ぜず無関心で、不安もそれほど強くなく、対人関係も受傷前とそれほど変らず違和感なく交流できる状態──この時期への対策としては、介護者は親身になって障害者の話をただ聞いてあげるだけでよいだろう。

2　否　認　期

　本人の身体的状態が安定するとともに障害が簡単に治らないということがすうすわかってくる。その時期に起こってくるのが障害の否認である。こういう患者は、ある朝目覚めると忽然と元の体に戻っているという夢のような期待をもったり、残存機能開発訓練（車椅子訓練等）を拒否したり、病院を転々としたり、迷信にすがったりする。障害者と自分とを同一視されることに反発

し、交流を求めても応ぜず、健常者に対し嫉妬、羨望をもつ。またケアを与える人に依存的になる。対策としては、こういう時期には他人の話に耳をかさない。介護者が話をしても親身になって聞いていない、説得が無効な時期なので、介護者は黙って見守り、訓練を急がせないことである。

3 混 乱 期

さまざまな程度の混乱を示す時期で、あるときは抑うつ状態になったかと思えば、あるときは過剰なまでの攻撃的態度をとり、そのほかのときは、自己中心的な行動を示す。これは決して他人にむけた反応ではなく、自分自身に対するやりきれなさをあらわす反応でもある。この時期に入ったら決して見守るのではなく、訓練の方向を指示し、確固とした態度で接していく。患者の勢いに圧倒されることなく、スケジュールを明示し、治療・訓練の方向を示していく。そしてその効果があがれば自信をもってくる時期。なんといっても身体機能の回復が精神機能の改善・賦活の役割りをはたすので、積極的早期リハビリはその意味で大切である。この時期の後半では本人自身がその有難さに気付くだろう。

4 解決への努力期

この時期は、外向的な攻撃では、結局問題は解決しないことをさとり、一方内向的な自責が内面化されて、自己の責任の自覚として、他に頼らず自分で努力しなければならないとさとり、ある種の依存からの脱却期という形で行われる（この時期はもっとも時間を要し、また心理的エネルギーを必要とする時期でもある）。この時期には心理的変化にあわせて、訓練効果がある程度あがっているという現実的な明るい展望もうまれていることも必要と思われる。そのためには車椅子等の諸器具を使ってもよい。この時期の対人関係は、健常者には劣等感をもつが障害者に親近感を感じ交流をもとめ、同じ疾病や障害をもっ

た先輩を対象に学習観察を行うという形をとる。障害に適応するには、その人のもっていた今までの価値判断の枠を拡げ、その基準を転換する必要がでてくる。すなわち価値体系の再編成である。それを周囲からの援助と寛容の精神に支えられて少しずつ行っていく時期。介護者は患者に対して共感と支持と激励を表示することが大切となる。

5 受 容 期

価値の転換が完成し、障害をもつ自分を障害をもったままに認める時期である。人生の目標や患者の社会的役割、生き方の変更は余儀なくされるが、新たな目標・役割り、生き方を見出し、人間関係においても、健常者、障害者の区別なく対等に交流することができるようになる。この時期の障害者は精神的に健常者よりも高い位置にあり、介護者は障害者を尊敬の目で見ることができ、自然と対等につき合えるようになる。

障害のもつ不条理性の超越とは、人がもっている自己の身体性のこだわり、または身体性にともなう過度の清潔感等のこだわり等を捨てることが大切で、目に見えない人の心の活動に真の価値があることに気づくところからはじまる。事実、心の活動においては健常者と障害者とではなんら差異はない。

大切なことは、自分の現実を直視し、解決への努力をするという障害受容なくしては、効果的なリハビリテーションそのものが成立しない、という事実である。

高齢者の障害の場合、後天性ということで、なまじっか健常に過した時期が長かった分、過去の自己像、価値感に振り回わされていて、真の障害受容が行われがたい憾みがある。そのため見せかけのリハビリテーションに終ってしまい、真の自立（自律）ができがたい場合が多い。

障害受容についてさらにいうと、障害受容は障害者本人にとって大切であるばかりではなく、その周辺にいる者、とくに家族、こどもの場合だと保護者

（親など）、そして職員の障害受容も大切である。とくにこどもの場合、親にとって障害受容はむずかしいようである。

　私は肢体不自由児施設という児童福祉施設の園長と整形外科医の職を長らく勤めさせていただいていたが、そこで感じたことは、この親の障害受容の困難性であった。とくに親御さんが本当真面目、真摯な方ほどその傾向が見られたように思う。また私自身も脳性麻痺の下肢変形に対して腱延長術を含む軟部手術を多くの患児に実施してきた。脳性麻痺児の場合、歩行可能で一見軽いように見えても、じつは痙性跛行というある種の努力跛行であり、その努力性のゆえに下肢の異常筋緊張がたかまり、下肢により大きな変形をきたすばかりでなく、それが進行性に悪化していく傾向があった。私は歩行安定という名目でこれらの患児たちに手術を施行してきたが、今顧みて反省するに、その変形増悪を予防する真の手段は、本来その児の移動レベルを一段下げて、たとえば歩行可能児に杖を使わせる。長距離歩行に車椅子を使わせるというふうな手段を講じるのがより正しい方法であって、過去にいい歩行ができ、現在下肢変形が増悪して歩行困難を生じたときなど、私はそのときは再度いい歩行の獲得を目ざすということで手術してきた。結果は確かに一過性に歩行改善をはたせたけれども、その児が努力性歩行をつづけるかぎり、下肢変形の再発も必至であった。それゆえ数年たって変形の再発で児本人ばかりでなく家族も落胆させるという経験をしばしばした。これなども職員である私に真の障害受容ができていたのかという反省がたつ。

　すなわち脳性麻痺児の場合は、ある動作ができたとしても、それがいちじるしい努力性をともなった場合は、かならず異常の筋緊張の亢進とそれにともなう変形を増悪させるのであって、その動作のやり方を患児自身がリラックスしてできるよう器具または道具を与え、それに習熟させた方が永い将来にわたっては意味があるということである。また患児自身が成長して障害受容という精神的成熟をきたせば異常の筋緊張も低下しうる。手術も術後患児の移動手段を

1ランク下げる、それを将来にわたってつづけさせるという前提で行えば、変形再発も起こらない。ただしそのときに患児に術後は室内の単独歩行を許すという形であれば、患児もADLの面で部分的に満足するだろう。そしてそれを正確に伝え、患児に手術をするか否かを選択させるのが一番正しい方法であったといえる。

第3章　リハビリテーション医学の目標

　前章で、障害についてかなり突っこんで議論してきたが、それはあくまでもリハビリテーションの理念の具体化のため、すなわち目標のたて方をいかにすればよいかを考えてのことである。とくに障害の階層的構造の把握はわれわれに障害に対していかに対処すべきかを示唆してくれる。
　すなわちimpairmentに対しては、
　①機能改善（障害の潜在能力の引きだし）
　②残存機能の活用（福祉器具の活用）
　③二次的障害の予防（変形予防および廃用性筋萎縮予防および褥創予防）
　④偶発的合併症および事故の予防（転倒による骨折予防およびリスク状態の改善）
が目標と考えられる。
　disabilityに対しては、障害が軽度または中等度でも合併症のないかぎり「自立」が目標と考えられる。
　障害が重度でも知的障害等の合併のない人は「QOL」のめざすところの「社会参加」を目標にすることができる。
　障害が最重度で、知的障害等の合併のある人は「基本的人権」すなわち「人間らしく生きる」が目標となる。

disabilityに対する心理問題に関しては、障害受容の各時期に合わせた対応が考えられる。

 handicapに対する目標は、基本的人権の保障と生存権の保障である。大きな社会的視野にたてばその具体性は、障害に対するバファフリーすなわちち物理的であれ法律・制度的なものであれ、慣習・文化的なものであれ、障害・制限的なものを撤廃することと、さらにそれを具体化するための配慮・援助システム作りが保障されることである。全介助を必要とする最重度者には「生命の保障―生存権の保障」という観点も重要である（経済的援助、人的援助）。

 しかし、介護福祉士が1人の障害者に対峙したときの目標は、そんな大きなことをいっても無駄であろう。そういう場合の目標は、

 「利用者を1人の人として尊重した上で、ふつうの人と同じような気持で接し、ふつうの人がふつう行う人的交流、生活体験を利用者にも体験してもらうよう具体的プランを立てること」と思う。いわゆるノーマリゼーション精神にのっとって具体行動することになる（表5）。

第4章　リハビリテーション医学と福祉

 ここでリハビリテーション医学と福祉との関係に目を向けてみよう。福祉とは通常社会福祉を指す。簡単に考えれば（社会福祉の社会という字抜きの福祉は）、日常生活要求の充足された状態であるかまたは充足されるための努力過程と表現される。しかしながら福祉には、個人的努力による日常生活の充足という意味とちがった内容をもっていることが大切なのである。すなわちそのような個人的努力を支援するための他からの協力、制度的援助、または方策といった意味がこめられている。歴史的に見れば、このような援助または方策は、その被援助者のまわりにいる人、近しい人（血縁者）から行われてきたのであ

表5　リハビリテーションの目標とケアプラン作成

実際のケアプラン作成には　1）下記に記した目標および2）利用者のニード（介護度）　3）利用者自身および主たる介護者・家族の希望　4）経済的負担　5）地域公共団体の助成　6）地域社会の福祉的資源量
以上6つの項目の総合で決まる。現状ではかなり地域差が出ることが予想される。

〈目標の立て方〉

	目　標	目標に対する対応	利用者の心理面	心理面に対する対応（これも目標の1項目となる）
impairment（形態・機能障害）	A　機能改善（潜在能力の活用と維持） B　二次的障害予防（変形・廃用性筋萎縮） C　残存能力活用 D　偶発事故防止	A→システム化されたものはそのシステムに沿って対応　改善した能力に関してはその維持に努める。 B→変形・廃用性筋萎縮に対してはほぼシステム化されたものがあるのでそれで対応。早期リハ概念が大切となる。 C→次のdisabillty への準備としてとらえる。健常部分の筋力のグレードアップ D→順序立てた（段階的）訓練が大切。レベルの高い訓練の時は厳重監視	障害受容までの心理的動揺がある A　不安又はショック B　拒否 C　混乱 D　価値感の転換 E　現実認識を持ったままでの生活の再建	A〜Eまでの障害受容段階に沿っての対応 A→話の相手になり黙って話を聞く。話の内容に否定的見解を入れない。 B→見守る。 C→激励と具体的指示 D→共感 E→実際に生活に役立たせる。
disability（能力障害）	A　自立（但し、車椅子・自助具・装具・義肢を使って） B　社会参加 C　生きる喜びの保障	A→丁寧な介護・訓練を通じて利用者自身に自立の方法を会得させる　車椅子・自助具・義肢及び諸道具を使って利用者に動く喜びと自信を与える。 B→麻痺が強い者には決して無理強いすることなく電気・エレクトロニクスを使って動く喜びを与える。職員・家族にも障害受容が大切 C→全介助者には利法にかなった介護方法で優しく接し安心感を与える		障害受容を通じて自己身体の現実的認識を得てから、障害を持っても人間としての尊厳は変りはないのだという確信の下に生活方法を変えていく。 介護を多く必要とされる者に対しては、長い期間をかけて自立の部分を拡げていくとともに
handicap（社会的不利）	基本的人権の保障（確保）	○全介助者にも、グループワーク、社会参加の機会を多く与えるようにする。 ○家屋改善等、物理的環境を利用し易いようにする。 ○ヘルパー等人的資源の活用と周囲の人の本人に対しての尊重の心が大切→生きがいの喜び ○本人自身にあっては障害受容したあとの自律心、セルフコントロールそして向上心が大切。		精神的明るさを保つためにグループワークの機会を多く与える これからはコンピュータ等も役に立つだろう。

るが（ボランティア活動、宗教的または権力者による慈善活動）、今日では、国または地方公共団体の公権力による公助を意味するようになってきている。したがって、社会福祉といった場合は、その被援助者のいる国または地域の歴史的社会的状況の反映をはっきり読み取ることができる。日本では長い間、社会福祉は、社会保障政策（所得保障、医療保障、公衆衛生、社会福祉）の一環として見られてきたし、現実にも社会福祉とは社会福祉事業のことを指すことがある。社会保障は、その国の構成員の経済的な困窮状況を数字的なものでとらえて、平均的に対応するのに対して、社会福祉は社会関係にもとづく特殊な人間関係を含め、その困窮状況を個別的、対面的に援助していく過程を基軸としている。

ところで障害者とは、1981年の障害者の権利宣言によって「先天的と否とにかかわらず、身体的または精神的不全のため通常の個人または社会生活に必要なことがらを確保することが自分自身で完全または部分的にできない人で、そのために社会的にも政策的にもいろいろな配慮と援助を受けるニードがある人」と規定されているので、障害者は社会福祉の対象者であることは自明のこととして浮かびあがってきた。実際の具体面としては（長い間の先駆的民間での福祉実践活動の結果としての）国または地方公共団体による公権力での公助を必要とする。ただその公助の仕方は、単なる理念的援助ではなく、個々のケースの特殊事情を顧慮しての個別的・対面的援助を必要とする、ということだろう。

リハビリテーション医学は、その時代の先端的科学理論を基軸としての障害者に対して個別的技術的援助を行うことを目標としている。福祉が個々のケースに個別的に対応するというとき、リハビリテーション医学のもっている技術的援助そのものが、福祉でいう個別的援助と重なり合うのである。

すなわちリハビリテーション医学は、福祉実践での場の技術的援助を保障するのである。

第5章　自立という概念について
（いわゆる職業的自立について）

　自立という概念は本来、歴史的にも職業的、経済的、社会的に完全自立をさしている。そこで簡単に障害者の職業的自立に触れる。

　障害者の職業的自立に対して、国は次のような政策を講じている。

①身体障害者雇用促進法（1976年＝昭51年）

　67人以上の企業は、この法律によって、1.5％以上の身体障害者の雇用を義務的に行わねばならない。301人以上の企業で義務的雇用率に達していない企業は国に対して雇用納付金を納付しなければならない。また雇用の進まない企業名は公表する。そして企業は雇用納付金を納付したとしても、障害者雇用の義務は免除されない。法定雇用率を超えて雇用した場合は、雇用調整金または報奨金が受けられる。

②保護雇用制度

　ア）身体障害者福祉工場（法的には身体障害者授産施設の一種）

　イ）モデル工場

　ウ）労災リハビリテーション作業所

③身障者職業訓練校

　ア）国立　12校

　イ）県立　5校

　その外に公共職業訓練校での身障者受け入れ

④知的障害（精薄）等に対する職業前訓練とアフターケアシステム

⑤職業訓練を受ける者に対しての修学資金貸与

　しかし障害者のうち、職業的自立できる人は障害者のエリートといわれる一握りの人にしかすぎず、障害の重さ等のいろいろな障壁があり、うまくいって

いない実情がある。

その実情とは、

①一般社会人の障害者に対する態度がかならずしも好意的ではない。そのため障害者が職業に適応しにくい条件となっている。これに対しての対応は、社会を構成している人びとの誤った価値感にもとづく根深い偏見の是正が大切である。

②一方、障害者の側からいえば、自律心の養成によって自己の社会的成熟を上げる努力が必要になってくる。とくに指摘されていることは、ア）金銭管理能力、イ）自己処置能力（仕事したら、使ったものを出しっぱなし）、人間関係をうまく調整する能力（他人を傷つけないことば、自己発表または意志発言能力、および他人を喜ばす能力の不足、職場以外での時間の使い方をうまく行える能力の不足）が欠けていることなどである。

③知的障害者、知的障害を重複する者には職業訓練前の生活基本訓練、就職した際のアフタケアワーク、または追加訓練、個人的事柄に関する心理およびボケーションナルカウンセラー制度が必要である。

④身体障害者の場合は、障害者が実際に働けるような職場環境の物理的整備、補助具等の器具の改良が大切である。これは現在エレクトロニクス器具の活用によって意外に早期に達成できるかも知れない。

⑤法的な面では

ア）心身障害者に対する最低賃金の適用除外の撤廃

イ）雇用促進法の対象となっている障害範囲を身体障害だけでなく、知的障害、精神障害にまで拡げ、重複障害の人でも雇用される条件を作りあげること

ウ）雇用促進法の雇用達成のための条件を現行より、より厳しくすること

等々が考えられる。

一方、確かに知的に障害なく、運動機能障害も軽度なものは、職業的自立が

可能であるし、しなければならない。この範囲は、たとえば、切断患者、胸腰髄脊損患者、リウマチ軽症者、脳性麻痺の最軽度者、脳血管障害の最軽度者、知的障害者の軽症者であろう。

　職業的自立は、まず障害者自身の自律心とある程度の年齢の若さ、およびその育ち方に影響されるだろう。職業的自立可能と推定される児には、普通校での統合教育が望ましいし、そうしなければならない。

　私は、先天的なサリマイド者が、両側上肢が欠損しているにもかかわらず、下肢で日常生活動作をこなし、上手に書字するのを見て、人の適応力の広さ、偉大さに驚きを禁じえない。

　ついでに附記しておくが、脳性麻痺者のある者は、上肢使用において、目と手の協調運動力の不足のため、すばやく仕事をこなせない等の特性がある。このような人は、流れ作業的工程でなく、比較的独立性、自由性のある職種が適していると思われる。そのなかにはデスクワーク等も含まれる。

第6章　介護と自立
（自立という概念の矮小化されている事実に注意）

　前章においては、自立ということばは障害者の総合的評価での自立という概念でとらえたが、自立ということばは個別的な動作で評価するときにも使われる。すなわち日常生活動作評価などでの使われ方は、ある個別的な動作（たとえば食事なら食事という項目で…）で他人の助けなしに、ひとりで出来るという意味にも使われる。実際に介護という場面では、こういう使い方の方が多いと思われる。この場合は大きな意味で disability の概念で考えた場合──全部そうではないが──「QOL」段階に属している方が多い。

　今度はこの狭い意味での自立について、検討してみよう。

　障害の疾病初期には救命期ということもあって、介護部分（看護部分といっ

た方がより適切）が多いのがふつうであるが、病期の進行にともない当然理学療法、作業療法（第Ⅳ部註1参照）が行われるから、動作のできる部分が増えてくる。そしてその動作のでき方は段階的改善の形をとる。すなわち全介助→部分介助→自立という形と、人の運動学的発達に沿っての改善、たとえば移動動作であれば、寝たきり→寝がえり可能→ベッド上坐位可（背もたれあり）→ベッド上坐位可（背もたれなし）→床上四つばい移動可→床上ひざ立ち移動可→つかまり立位可→平行棒歩行可→歩行器（車）移動可→杖歩行可→単独歩行可→応用歩行可。上肢であれば、ベット上坐位可（背もたれあり）→ベッド上坐位可（背もたれなし）→ベッド上端坐位可→坐位にて肩関節運動可および肘運動可→物への上肢到達（リーチ）可→手で大きな物のつかみはなし可→手で小さな物のつかみはなし可→手指の巧緻動作可→手指運動の日常生活動作への応用可、の形をとる。

　介護によって自立可ということは、人の部分的動作のなかでまったく介助なしでできることをいうが、それは多く日常生活動作の改善という形をとる。ところで日常生活動作の部分的介助から自立にいたる過程において、理法にかなう（正しい介助方法で）、ゆっくり優しい介助であれば、知的に障害されていない運動障害者では、それだけで自らの体の動かし方を会得し、次の段階で自らの力で動作を完遂できる者が少なからずいる。

　障害者のなかには（発病後日数が多くたったとしても）、潜在性能力の高い者が、なんらかの理由で、今までそれを発揮できない者もいる（とくに高齢者の場合）。そういった人が、たとえば病院から自宅に帰った場合、精神的ストレス解消から、介護によって動作自立という場面も想定できるので、介護にあたる者は、正しい介助法を相手に会得しやすいよう、ゆっくり、しっかりした介護をすることが大切となる。そしてそれが効果をあげた場合は、被介護者のみならず、介護者の喜びにもなるだろう。

第7章　介護の実際面と倫理面

第1節　介護とニーズの把握

　介護はいうまでもなく、介護される側の人のなんらかの利益になるよう行動することで、介護者が自分の利益のために行動することではない。しかし介護する人が介護される人の利益のためにと思っていることがらでも、介護者の気持で情動に動かされ、押しすすめていくと多分に見当ちがいで、介護される人が喜んだり、感謝したりするような状態になっていないことがありうる。感情の上でのすれちがい現象である。

　このことを防ぐためには、介護者には利用者のニーズを正確に把握することと、「寛容」「冷静さ」「気持の柔軟さ」等の人間性が必要となる。

　障害者は、健常者とちがい、disabilityによって行動が制限されているのであるから、介護者の待ちの姿勢が大切となる。また障害者と接するときは時間をかけるということが大切である（寛容）。また利用者の間違いを感情的に正してはならない（寛容の大切さ）。

　介護者の冷静さは、利用者のニーズを客観的に、現実的に把握することからはじまる。

　利用者のニーズを把握するには次の8点が大切であろう。

　①利用者の今までの生活歴。家族歴、生活環境と現実の生活実態を知る。とくに在宅での主たる介護者は誰であるかを知るのは大切。

　②障害の種類を知る。種類によって処遇の方法が異なる。

　③障害の重さを知る。重さによって障害に対する目標もちがってくる。また介護の量を知る上にも大切。

④障害の原因となった疾病名を知る。疾病によって、同じ麻痺程度でも介護の量および質が異なることがある。

⑤今まで受けてきた医療内容と現在うけている医療内容を知る。現在受けている医療内容とは、現在通っている医療機関名、科名（複数であることもある）、主治医名、投薬内容、訓練内容、医師からの指示・禁忌項目、医師から処方（指示）された食事内容（特別食内容）、医師から奨励されている項目等である。

⑥利用者の主たる障害の他の合併（重複）障害の有無

とくに痴呆等の知的障害、失語症の有無、高次脳機能障害の有無が大切。これら合併症状のあるものは、健常者にとっては理解しがたい行動に出ることがあり得る。

脳血管障害や心臓等の内部障害では医療的急変も起こり得る。またてんかん等の合併があることを知っていれば、発作のとき、冷静に対応できる。

⑦利用者自身の介護に対する期待・希望、および家族の介護に対する期待・希望。

⑧利用者自身の性格・くせと家庭内においてはたしてきた役割と家族が利用者をどう見ているか？

現在の介護保険では、はじめにケアプランありきという形になっていて、現場の介護職は、それに従うという形になっていて、上記の事柄は、ある程度介護プランのなかに吸収されていると思われるが、未来展望を考えた場合、介護福祉士は、ケアの現場責任者という形での重要な職責をになうと考えられるので、上記のニーズの把握ということはよく頭にとめていてほしい（現場での介護プラン！）。

介護者の「気持の柔軟さ」を説く前に、介護者は、使用することばに気をつけなければならない。不用意なことばの使用者は、利用者のパニックを招き、事態の収拾に余計の努力を必要とする。まずは差別用語を使わないこと、馬鹿

丁寧である必要はないが、比較的丁寧なことば——それは見知らぬ人に使われるビジネス用語と大体用じと考えられる。

介護者の気持の柔軟さ、寛容さはことばに現れる。感情的にたかぶった人や拒否的な態度をとる人には、どんなことばかけも意味をなさない。こういうときは待ちの姿勢と親愛の情を示すところの態度とことばが大切であって、あえて指示的なことばは使わない。

しかしながら、利用者が自己内省にあるとき、冷静さを取り戻したときは、介護者は優しいことばかけだけでなく、説得力のある形での指導とアドバイスが必要である。この変化を見分ける力も介護者にはなくてはならない。

また利用者が極端に感情のたかぶりがあるときは、介護者はおどけた演技も必要とされる。要はこういうふうにして、利用者の気持を汲み取る必要があるのである。

利用者にとって、介護者が恐ろしい存在であってはならない。

要するに、介護者のニーズを把握するということは、利用者の個としての特性を把握することに他ならない。

介護者は利用者の個としての特性を把握したならば、その特性に応じた処遇・介護が必要ということになって、介護者の専門職としての力量と創造性がためされる。その意味で皆さんの研鑽を期待します。

第2節　介護における公的義務

介護における公的義務とは、法律によって規定されるところの、①信用失墜行為の禁止、②業務によって知り得た利用者の秘密は洩らしてはならないという守秘義務、③業務を行うにあたっては医師その他の医療関係者との連携を保たなければならないという医療関係者との連携という3つがある。①と②はすべての公的義務（公務員、教育者、弁護士、医師、看護婦、ソーシャルワーカ

一等）についている人の義務である。ところで信用行為の失墜とは、私生活において触法行為をすることのほかに、介護の現場では、たとえば差別用語の使用とか、暴力または威示行為によって相手の尊厳を傷つけることも含まれるだろう。守秘義務は文字どおり利用者のプライバシーを第三者に洩らしてはならないことで、これは第三者からの電話等で利用者のことを問い合わせてきたときなど注意しなければならない（一応相手の氏名、立場などを確認し、家族等でないとわかったら丁重に話をして断る）。いちばん大切なことは、③の医療関係者との連携ということで、これは利用者の容態・症状の急変のときは、ただちに利用者の主治医に電話して指示を仰ぎ、指示に従って、場合により救急車を呼ぶこともしなければならない。平常業務であっても、医療的内容で疑問を生じたときは、チームメンバーの保健婦、看護婦と協議のうえ、必要ならば医師に電話等で指示、回答を得る必要がある。いずれにせよ放置は許されない。

　このほかの公的義務として記録を残すということがある。記録はチームメートへの連絡という役割をはたす。さらにこれからの社会では、公的記録の公開という問題もあるので、他人にわかる文章、文字で書くことも大切となる。

第3節　障害者基本法に掲げられた理念

　この節は、直接、介護という内容に関係ないと思われるが、倫理ということで参考までに障害者基本法の理念を掲げておく。
　①すべての障害者は、個人の尊厳が重んぜられ、その尊厳にふさわしい処遇を保障される権利を有する。（第3条）
　②すべての障害者は、社会を構成する一員として、社会・経済・文化その他のあらゆる分野の活動に参加する機会が与えられる。（第3条）
　③国および地方公共団体は障害者の福祉を増進し、および障害を予防する責

務を有する。(第4条)

第4節　障害予防ということについて

　前節の③において法律が、国および地方公共団体という公権力が身体障害者の福祉政策を一段とおしすすめることを確約した形になっていて、平成12年4月から始まった介護保険法は、その実現であって、同慶のいたりである。ところで、この理念で触れられている障害予防の問題については、先天的障害の予防という観点からすると、たとえばなんでもかんでも妊娠した人に、胎児診断・遺伝子診断をして、その結果異常がわかったら次から次に堕ろすということになれば、これは一種の優生思想による障害者蔑視ということになるので、慎重に議論し取り扱われるべきである。「社会のなかにごく少数でも障害者が存在するのが人の社会の常態である」というのがノーマリゼーションの思想でもある。

　しかしながら、この障害予防を後天的疾患である脳血管損傷の発生をくい止めるための集団検診と考えると、話がちがってくる。それは地域における高齢者の健康増進につながり大変良いことになる。健康増進をはかるための地域医療ケア（集団検診および人間ドック）は福祉増進をはかるための地域福祉ケアとかなり近しい関係にあると思われるし、実際にこの両者が同一の公共的事業体で運営されていることがある。すなわち保健的な観点からの障害予防は地域住民の健康な高齢生活を保障し、住民の幸福を増進するということにもなる。これはQOL概念とも一致する。

註

(1) リハビリテーションの定義には、1941年の全米リハビリテーション委員会にて採択された「障害のあるもの《能力低下のあるもの》を、彼のなしうる最大の

身体的・精神的・《社会的》・職業的・経済的な能力を有するまで回復させること」という定義が有名である。しかしこの定義は、回復ということばに問題があって、ア) 障害には先天的なものがある。イ) 回復ということにこだわると、自身に必要ないきいきとした日常の生活が制限されることがある。ウ) 回復という概念は、重度重症の障害に対しては実態にそぐわない。エ) 仮に障害があったとしても、障害者の人権は健常者のそれと変らない等の異論があって、今ではあまり用いられなくなったと思う。しかし日本では、教科書などでこの定義は使われており、試験などに出題されるおそれがあるので学生諸君は覚えておいた方がよい。

　また他に「個人に、彼らの機能障害および環境面の制約に対応して、身体、精神、社会、職業、趣味、教育の諸側面の潜在能力を十分に発展させること」という定義もあるが、この定義もリハビリテーションに課せられた仕事の内容として、残存能力の活用その他の重大項目があるので、私としては不十分と考える。

(2) 筆者は disease を①治癒可能なもの、②腫瘍疾患、③ impairment の救命期（急性期）と規定したが、考えればその外にも、医学的にその本態解明が不十分であり、それゆえ治療法もわかっていない難病といわれる一群がある。私はそれらを disease と考えてよいと思っている。ただしその場合、それらに福祉的配慮と援助が必要であることはいうまでもない。

第 II 部

障 害 の 医 学 知 識
〈運動機能障害および痴呆と高齢者の身体的特性について〉

第 1 章　基礎的知識

第 1 節　解剖学の知識

通常ここでは、理解を深めるために多くの図を必要とするが、そうすると専門的知識に偏りすぎると思われるので、後述の疾病と impairment を理解するに必要なだけの知識を簡単に概観することとする。

1　中枢神経系

神経系とは中枢神経系と末梢神経系の両者があるが、ここでは中枢神経系のみをのべる（図1）。

1）大　　脳

ヒトの大脳は脳のうちもっとも大きい部分で終脳(1)の大部分を占める。その体積は、中枢神経系全体の70%以上もある。大脳は縦裂によって左右の半球に分けられ、脳梁によって連絡されている。大脳半球は（図2、3）前頭葉、頭頂葉、後頭葉、側頭葉および島(2)に区分される。大脳半球は、表面は厚さ3mmの灰白質の層からなり、その部分を大脳皮質という。大脳皮質はごく一部を除

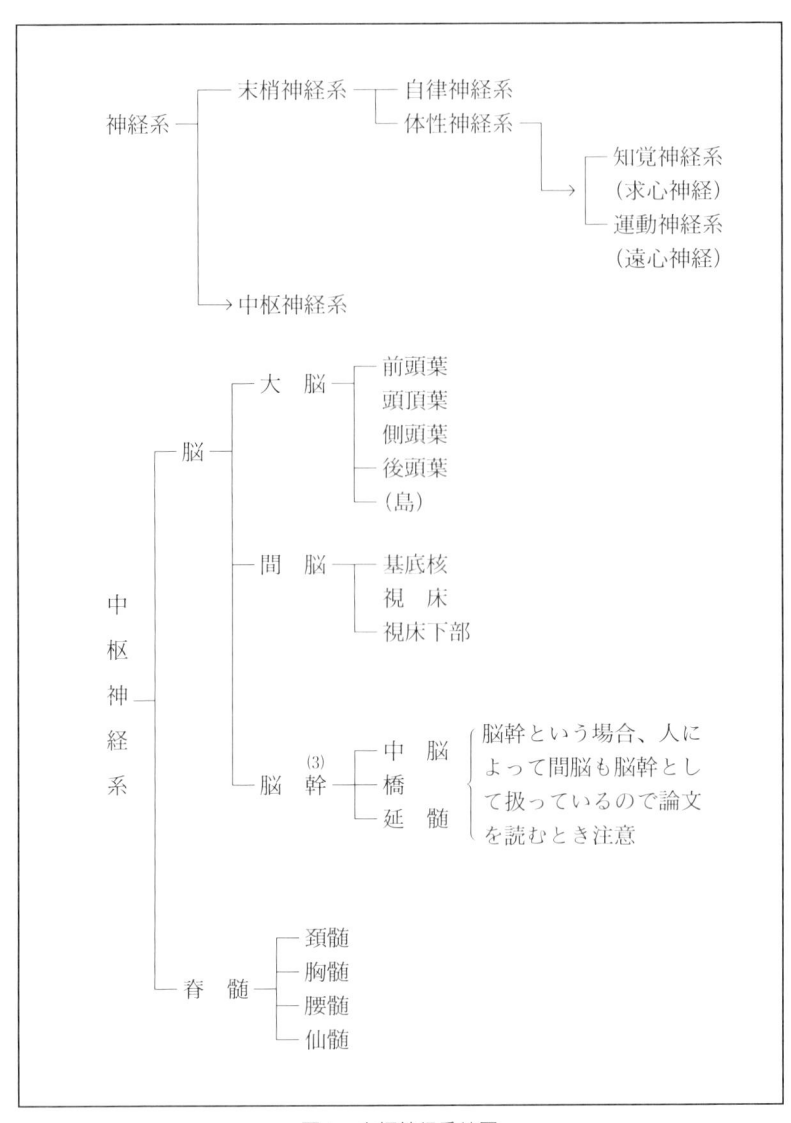

```
                          ┌─ 自律神経系
          ┌─ 末梢神経系 ─┤
          │              └─ 体性神経系 ─┬─ 知覚神経系
神経系 ─┤                               │   （求心神経）
          │                               └─ 運動神経系
          │                                   （遠心神経）
          └─→ 中枢神経系
```

```
                  ┌─ 前頭葉
                  │  頭頂葉
          ┌─ 大 脳 ─┤  側頭葉
          │       │  後頭葉
          │       └─ （島）
          │
          │       ┌─ 基底核
          ├─ 間 脳 ─┤  視 床
中        │       └─ 視床下部
枢  ┌─ 脳 ─┤
神  │     │         ┌─ 中 脳　┌ 脳幹という場合、人に
経 ─┤     │   (3)   │         │ よって間脳も脳幹とし
系  │     └─ 脳 幹 ─┤  橋     ┤ て扱っているので論文
    │               │         │ を読むとき注意
    │               └─ 延 髄　└
    │
    │         ┌─ 頸髄
    │         │  胸髄
    └─ 脊 髄 ─┤  腰髄
              └─ 仙髄
```

図 1　中枢神経系統図

き、6層の細胞層からなる。その上皮質内の細胞の大きさ、形、配列などは部位によって異なり、それぞれ異なった機能を営んでいる。つまり大脳皮質はその部位ごとに細胞内構造上の差があるとともに、それに対応する機能的局在がみられる。

①前　頭　葉

前頭葉は、大脳半球でもっとも大きく、ヒトで最高に発達し、以下の機能をもつ。

a）随意運動の中枢

中心溝（図2）の直前を占める中心前回にはArea 4（図3）と呼ばれる随意運動の一次中枢(4)があり、内側から外側にいくに従い、足の指から体幹、上肢、顔面、口唇、舌へと各部位の随意運動に関する一次運動神経細胞(5)が整然とならんでいる（図4）。この部位の第3層から第4層（図5）の間の神経細胞は大型でかつその軸索は皮質脊髄路（錐体路）(6)（図6）も形成し、内包および大脳脚をくだり、延髄で大部分左右交叉し、対側の側索を下行し、脊髄の前角細胞とシナプスを作る（一部に延髄非交叉の軸索もある）(6)。この大脳皮質内の大型神経細胞を錐体細胞という。

b）眼球運動の中枢

他の部位の眼球運動にかかわる中枢と協働して注視等の眼球運動を起こす。

c）運動性言語中枢（ブローカの言語中枢）がある。優位半球のArea 44（図3）は普通左にあり、その損傷で運動性失語を生ずる。

d）知性および情動の中枢

前頭葉前部は、知能、記銘力、判断力、思考力にかかり合う。

眼窩に面した部分（内側面）は、辺縁系（後述）の一部をなし、感情、性格、気性にかかわり、その障害で感情の変化が起こりやすく、多幸的になったり、抑うつ的にもなったりする。

e）随意運動に関する補足的な領野─Area 6および8（錐体外路中枢と考え

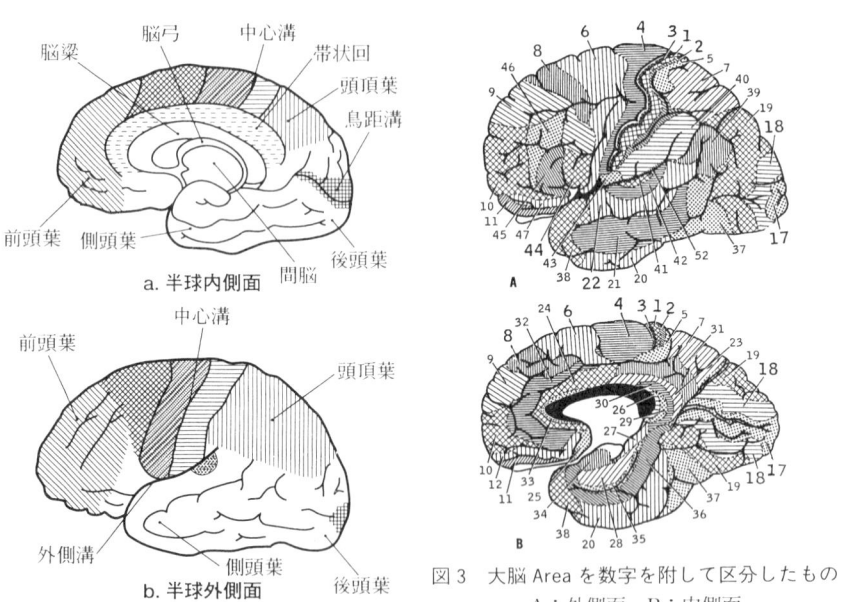

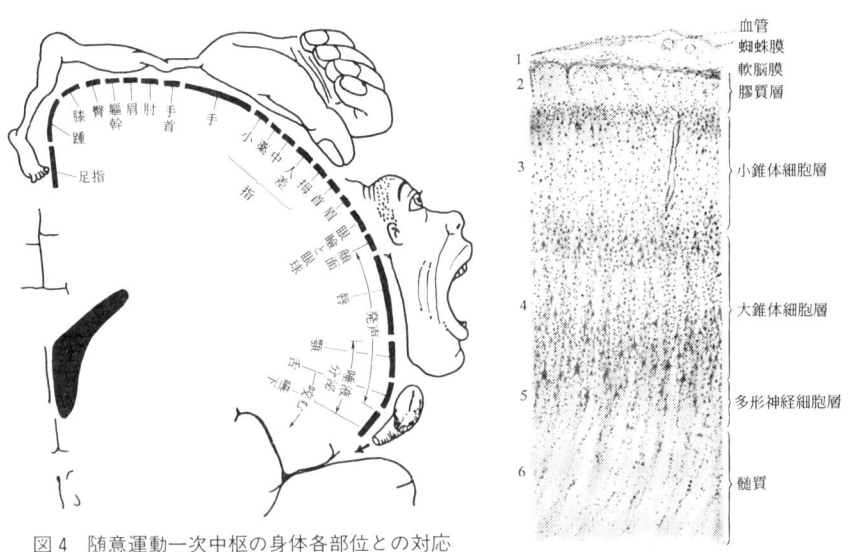

図2 大脳半球の区分
a. 半球内側面
（脳梁、脳弓、中心溝、帯状回、頭頂葉、鳥距溝、前頭葉、側頭葉、間脳、後頭葉）
b. 半球外側面
（前頭葉、中心溝、頭頂葉、外側溝、側頭葉、後頭葉）

図3 大脳 Area を数字を附して区分したもの
A：外側面　B：内側面

図4 随意運動一次中枢の身体各部位との対応
（大山良徳『発達運動の生理学』より）

図5 大脳前頭葉運動野の顕微鏡像
（血管、蜘蛛膜、軟脳膜、膠質層、小錐体細胞層、大錐体細胞層、多形神経細胞層、髄質）

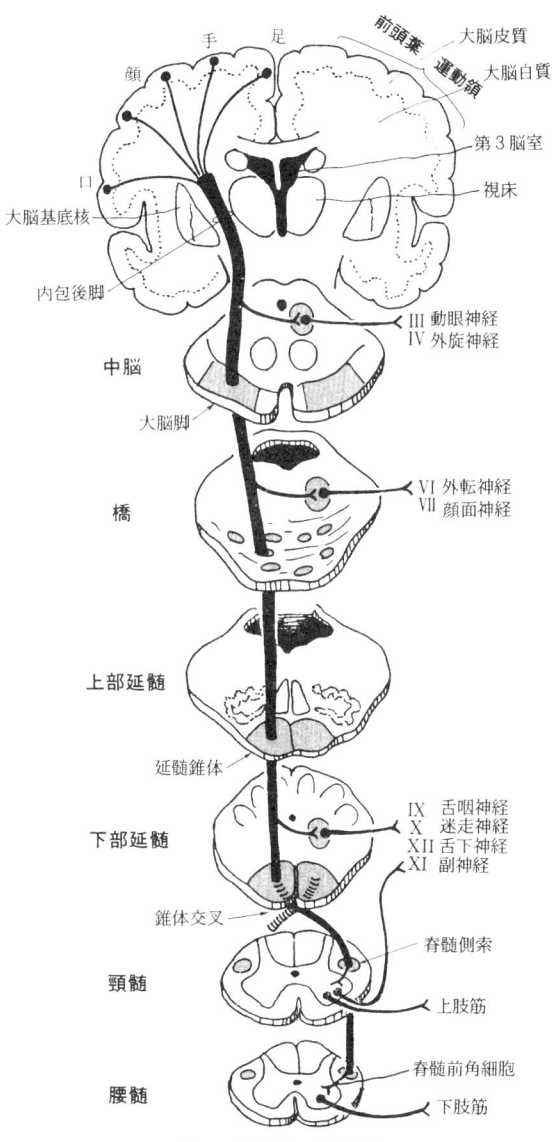

図6 錐体路の概念図
（脳出血の好発部位である内包後脚に注意）

られている）も存在すると考えられている。たとえば障害により運動が硬い、同一姿勢を保持する、また一つの動作を保持し他の運動に移れない等の症状が出る（図3）。

　f）前頭葉前部には最高排尿中枢がある。

②頭　頂　葉

　a）Area 3、1、2（図3）に一次および二次の知覚中枢が存在する（両側）。

　b）優位脳半球（通常は左）の頭頂葉後部連合野の障害により、健忘失語、観念失行、構成失行等を生ずることがある。

　c）劣位脳半球（通常は右）の後部連合野は、位置覚、身体感覚に関与している。障害が起こると、構成失行、着衣失行、視空間失認、病態失認などを起こす。

　d）皮質下の視放線に障害が起こると同名半盲または同名下半盲を起こす（両側）。

③側　頭　葉

　a）一次および二次の聴覚中枢がある。

　b）感覚性言語中枢（ウェルニッケの言語中枢）がある（Area 22　優位半球）（図3）。

　c）側脳室側角部を通る視放線に障害が起こると同名上四半盲が起こる。

　d）記憶、感情、行動の中枢

　前頭葉と関連して、側頭葉障害があると記憶、感情、行動の障害が起こる。とくに記銘力の中枢として海馬は重要である。側頭葉障害だけでも感情にもとづく行動異常が起こることがある（両側）。

　側頭葉は、一応辺縁系（後述）のなかでの中枢部位と考えられている。

④後　頭　葉

　a）視覚の一次（Area 17）および二次（Area 18）がある（両側）（図3）。

　b）その障害により同名半盲および部分的半盲を生ずることがある（両側）。

c）その障害により視覚失認を生ずることがある。その際、視覚的にはっきりしたものは優位半球障害に、視覚的に漠然とした認識は劣位半球障害によると思われる。

d）眼球運動に関与し、動いている物への追跡が困難となる。

2）間　脳（Ⅰ）　視床（図2、図6、図7）

視床は、ふつう大脳に覆われていて外からは見えないが、中枢神経系（身体軸）の中央部に位置し、内側は第三脳室壁を形成し、外側はいわゆる内包といって、錐体路に接している（図6および7）。内包は脳出血の好発部位となっている。

①すべての知覚路の中継核である。

a）内側膝状体　もっとも後方腹側にあり聴覚伝導路の中継核

b）外側膝状体　内側膝状体の腹外側にあり視覚伝導路の中継核

c）後外側腹側核　四肢・体幹からのすべての知覚（触、痛、温、固有運動覚等のすべての知覚）の中継核をなす。そのうちの一部を大脳皮質に流し、一部はストップする整流作用をもつ。

d）後内側腹側核　顔面からのすべての知覚を中継する。

②脳内のいろいろな部位間を連絡する線維の中継核

③その障害により感情に変化をきたす。

④意識を覚醒状態に保つ上にも重要である。

3）間　脳（Ⅱ）　視床下部（図7）

視床下部は、その名のとおり（体軸中央部にあって）視床の下にあり、自律神経系の中枢である。また内分泌統御の中枢にある下垂体のさらに上部にあって、内分泌統御にも重大なかかわりをもっている。はっきりいって内臓機能の中枢といえよう。とくに①消化機能（代謝機能）、②性機能、③体温調節機能、

46　第II部　障害の医学知識

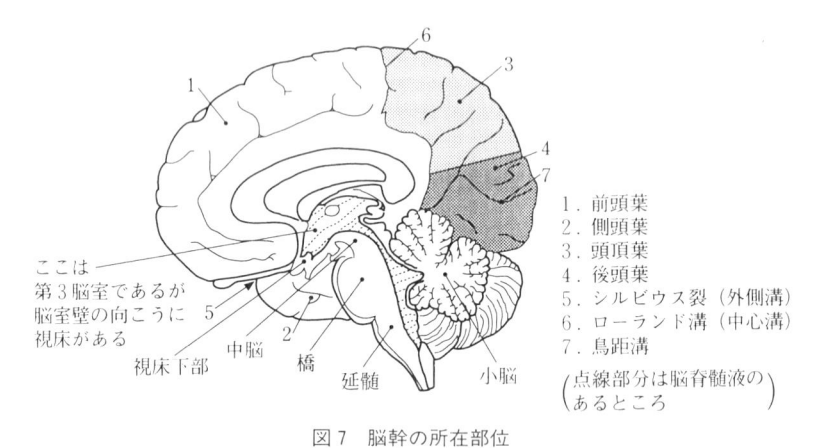

図7　脳幹の所在部位
（右脳半球を内側面から見た図で、大脳と脳幹との関係を示す）

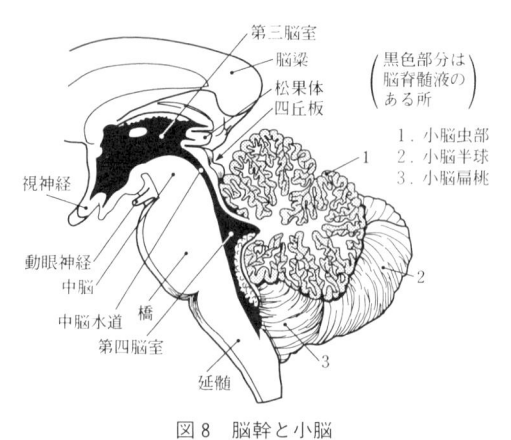

ここは第3脳室であるが脳室壁の向こうに視床がある

視床下部　中脳　橋　延髄　小脳

1. 前頭葉
2. 側頭葉
3. 頭頂葉
4. 後頭葉
5. シルビウス裂（外側溝）
6. ローランド溝（中心溝）
7. 鳥距溝

（点線部分は脳脊髄液のあるところ）

図8　脳幹と小脳
（脳を縦に真二つに割ったところを内側面より見る）

第三脳室　脳梁　松果体　四丘板
視神経　動眼神経　中脳　橋　中脳水道　第四脳室　延髄

（黒色部分は脳脊髄液のある所）

1. 小脳虫部
2. 小脳半球
3. 小脳扁桃

④意識機能、⑤利尿作用に関する機能、⑥渇きを感知する機能、および⑦睡眠覚醒リズム機能が重要である。

4）中　脳（両側）（図7、図8）
①視覚求心路および視覚求心路の中継核がある（四丘体）。
②視（眼球）運動機能にかかわるところの神経核（動眼神経核）がある。
③赤核　黒質等の錐体外路系の核がある（侵されると不随意運動を起こす）。
④意識にかかわる被蓋網様体が背側にある。

5）橋（両側）（図7、図8）
①種々の脳神経核が存在する（三叉神経、顔面神経、前庭神経、蝸虫神経、外転神経核など）。
②種々な主要な神経線維路の通過地点であることと、大脳と小脳の連絡地点（上、中、下の3地点がある）としても重要。
③背側には意識にかかわる被蓋網様体が走る。

6）延　髄（両側）（図7、図8）
①ここには生命に直接かかわる迷走神経核があって、心搏動、呼吸運動にかかわり、ずばり生命中枢といえよう。また摂食および嚥下および呕吐中枢がある。
②重要な神経線維すなわち腹側に錐体線維の通過路があり、その下方で交叉を起こす。

7）小　脳（両側）（図7、図8）
①頭の位置や体の平衡を保つ。
②その障害により失調性跛行が起こる。

③大脳皮質と共働して上下肢の協調運動を遂行する。
a）障害があるとある運動を行った際、いきすぎたり、たりなくなったりする（ジスメトリア）。
b）連続した動作の解体が起こる。
c）複雑な動作の障害が起こる──→相反運動が行えない。
④筋トーヌスの低下が起こる。
⑤動作を行ったとき、目的物の近くで上肢のふるえが起こる（企図振せん）。
⑥話し方が不自然、爆発的になる。
⑦眼球運動の障害が起こる（眼球しんとう）。

8）大脳基底核（両側）（図6）
大脳皮質下に存在し、位置的に考えれば間脳とも考えられる。
これには、①尾状核、②淡蒼球、③被殻に分けられる。
機能は運動および姿勢の自動的調整（同時に筋トーヌスの調節も行う）を受けもっている。また尾状核にはけいれん活動を抑える働きもあると考えられている。大脳基底核は脳出血の好発部位である内包および外包に接してある。

9）錐体外路系
錐体外路系は運動パターンの組合わせ、および微妙な筋トーヌス（筋緊張）の調整にかかわる。これに属する部位は多く、前頭葉の一部（Area 6、Area 8など）、尾状核、淡蒼球、被殻、中脳の赤核、黒質そして小脳である。

10）辺縁系（両側、今では劣位半球の方に優位性があると考えられている）
脳の複数の部位（前頭葉内側眼窩面、海馬、歯状回、小帯回、海馬台、帯状回球、海馬傍回、側頭葉の一部、視床、視床下部、扁桃体、中隔核、中脳網様体）によって働き、情動と記憶と嗅覚に関係する。一応側頭葉にその中枢があ

ると考えられている。

11）意識のレベルを統御する系（両側）

　脳幹網様体（中脳、橋、延髄）、視床下部に存在すると現在考えられている（意識そのものは前頭葉、側頭葉、視床等も関与している）。脳幹網様体はその他に筋トーヌス調整、自律排尿中枢としても重要である。脳幹網様体は脳幹部では背側（被蓋部）にある。

12）脊　髄（図9、図10）

　延髄の下には、下方に脊髄が長々とつづく。脊髄は頭蓋骨大孔から出て、脊椎管のなかを第1腰椎（または第12胸椎）の高さまで達する。形は細長い円柱形で、上の部分と下の部分とが太くなっている。それぞれ上肢と下肢にいく末梢神経のもとになる神経細胞体が多く集まっているためである。延髄との境に近く前面に小さなふくらみがある。これを錐体といい、運動系の神経路（皮質脊髄路―錐体路）が左右に入れかわる錐体交叉の場所である。

　脊髄からは、全身にわたって末梢神経線維が出ている。その出方は髄節ごとに束にまとまっており、脊椎管の横の穴から出て、末梢神経となって頸部から下の全身に分布する。頸部、頭部に分布する末梢神経は、脳幹の神経核から直接出る。脊髄の断面（図10）は、脳とはちがってまわりに白質があり、なかにH字形をしたところに灰白質がある。灰白質にも白質にもおおよそ前半部が脳からさがって遠心性に末梢に向かうもの（運動路）、うしろ半分が感覚受容器から脳へあがっていくもの（求心性、つまり知覚路）が配置されている。ちなみに頸髄髄節の数は8、胸髄髄節は12、腰髄髄節は5、仙髄髄節は5である（ただしこの数は人により変異があって、変動する）。脊髄損傷を考えるときには、損傷脊髄の高位とそれをとりかこむ脊椎骨との関係を考えなければならない。

2 骨について

骨は骨格を形成し、人のみならず高等動物の基本的な形を形作っている。また生体のなかでは堅牢さのゆえに生体の最重要臓器を保護している。たとえば頭蓋骨のなかの脳、肋骨と脊骨と胸骨で形作る胸廓のなかの心臓、肺などである。そして骨は生体のなかで最大のカルシウム、燐の貯蔵場所となって必要に応じ、血中にカルシウム、燐を放出し、酸塩基平衡を保つとともに血中のCa^{++}の量を一定に保とうとしている。ちなみにカルシウムは筋肉の収縮弛緩に主役をになっているので、動物の動くという生理機構のなかで最大の重要物質である。この血中のカルシウム濃度に関しては、副甲状腺ホル

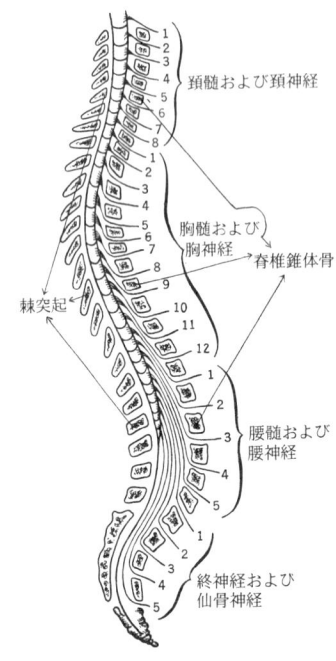

図9 脊髄側面像

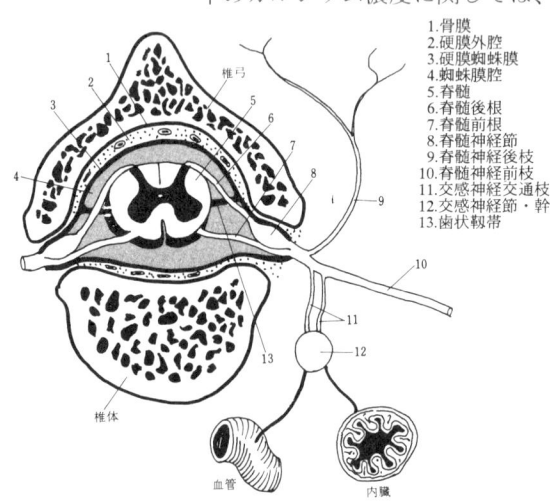

（頸髄および頸神経／棘突起／胸髄および胸神経／脊椎錐体骨／腰髄および腰神経／終神経および仙骨神経）

図10 脊髄横断像（上から見る）

1. 骨膜
2. 硬膜外腔
3. 硬膜蜘蛛膜
4. 蜘蛛膜腔
5. 脊髄
6. 脊髄後根
7. 脊髄前根
8. 脊髄神経節
9. 脊髄神経後枝
10. 脊髄神経前枝
11. 交感神経交通枝
12. 交感神経節・幹
13. 歯状靱帯

モンなどの内分泌物質が深く関与している。骨にはその他に骨の海綿状骨間に造血機能および免疫機能をもつ細胞群を宿している。

　骨は生体内では、他の柔らかい内臓臓器と異なり、次の組織上の特徴をもっている。すなわち骨とは、大部分石灰化した基質と少数の細胞からなる結合組織である。骨の基質は細胞外基質と無機塩から作られる。その細胞外基質は、コラーゲンという糖蛋白と機能蛋白質からなるが、大部分はタイプⅠコラーゲンである。骨の強度や剛性などの物性は、コラーゲン線維とそこに沈着するミネラルの量と構造によって維持されている。ミネラルは、カルシウム、燐、炭酸、クエン酸などが主体で、他に少量のマグネシウムが含まれる。骨ミネラルには結晶部分と非結晶の部分がある。結晶部分の主体は、ハイドロキシアパタイトといわれるものである。骨組織は、骨の外廓を作る骨皮質と骨髄内に存在する比較的柔らかい海綿骨からなる。皮質骨はオステオンという骨単位、海綿骨はパケットと呼ばれる骨単位からなる。すなわち骨組織はこれら骨単位体の集合体といえよう。

　骨は細胞成分は少ないが、そのなかで重要なのは骨細胞、骨芽細胞、破骨細胞である。骨細胞はオステオン全体の生命性を維持する。骨細胞の死は骨の壊死を意味する。骨細胞はオステオンの中心にあるが、構造上はあくまでも骨細胞外液と隔離されていて、その機能は骨細胞外液のカルシウム濃度を一定に維持することにある。骨芽細胞は、海綿状の骨梁の表層、骨皮質中の表層で一列に配列し、多数の細胞群でグループで機能する。その機能の第1は、骨基質中の蛋白生成、およびコラーゲン生成にある。その第2は細胞外液中のカルシウムを骨基質の表面に移動させ、コラーゲンとカルシウムを結合させることにある。すなわち骨量生成である。破骨細胞は巨大な多核細胞で、その機能は、石灰化組織の吸収（すなわち骨量の減少）である。破骨細胞は個々の細胞で機能し、骨表面を包む細胞連結体のなかに割りこみ骨吸収を開始する。破骨細胞は骨組織に接着すると、細胞の表面から微少突起が形成される。この微少突起に

は水素イオンを輸送する機構があって、骨表面との間隙に酸性度を増加させ、それにより骨基質を溶解する。骨溶解は高濃度カルシウム濃度で停止するので、ある程度溶解させると自然に止む。破壊され吸収された骨基質中の蛋白のなかにサイトカイン蛋白物質があり、それが骨芽細胞を分化促進させる。つまり骨吸収と骨生成は一連の関連をもって行われ、リモデリング（再造形）が行われる。簡単にいうと骨吸収があればほぼ同量の骨生成があるということである。このリモデリングの作用は高齢化とともに骨吸収＞骨生成の形をとる。骨量が同性、同年代の人の量に比較して、病的に減少したのが骨粗しょう症といわれる病態である。

ところが、骨量を増加させることは、高齢者では容易でない。薬物療法、運動および高カルシウム食をたべても現状維持がせいいっぱいであろう（骨粗しょう症を治すことはむずかしい）。そんなところから、骨粗しょう症の予防には、若いとき（20台〜30台前半）のスポーツ等により骨量蓄積（貯骨）が推奨される。

なお荷重は、骨のリモデリングの代謝回転を減速させるとともに個々の骨芽細胞の機能を亢進させる。免荷は代謝回転を増加させるとともに個々の骨芽細胞の機能を低下させる。

3　関節と関節軟骨について

関節とは相対する2つまたはそれ以上の骨を連結する構造をいう。この項では関節表層を覆う軟骨について話をするのが目的であるが、それより以前に関節のメカニカルの部分について記す。関節はふつう可動性のあるものを指し、それが運動学的機能として重要である。ただし一部に動かない関節もある。可動関節は骨、関節軟骨、滑膜、関節包、靱帯等から構成される。相対するところの骨は、軟骨で覆われているとともに、線維性組織である関節包・滑膜で包みこまれ閉鎖空間を作る。関節包はかならず関節軟骨を完全に包みこんでい

る。すなわち関節軟骨は関節包の外側では存在しない。関節包の最内面には、滑液の産生・代謝をつかさどる疎性結合組織である滑膜で覆われている。大きな関節では、靭帯をその内側にもつものもあるが普通は関節包の外側にあり、関節の安定性に寄与している。膝関節などでは、強力な緩衝作用をもつ半月板を有している。

　関節軟骨は硝子軟骨に属する。軟骨は骨と同じく細胞外基質（主にコラーゲン・タイプII）が主体となっている結合組織であるが、骨に比べると細胞数も多く、細胞が層状になっている。細胞が層によって、形、大きさ、染色性、配列等もちがうなどの変化の激しい特長がある。細胞外基質はコラーゲンIIからなるが、そのなかのプロテオグリカンというムコ多糖蛋白が軟骨の軟らかさ、弾性、圧縮されたときの復原力を保証する。軟骨には水分成分が非常に多い。軟骨細胞はつねに旺盛な代謝を行い、細胞外基質すなわちプロテオグリカンとコラーゲンの合成および分解を行っている。軟骨には血管もリンパ管もなく栄養は関節内滑液によってもたらされる。

　関節軟骨は機械的に損傷されたり、欠損を生じた場合は、自然修復が起こらない（再生がない）。軟骨ほど加齢的変化を受けやすいものはなく、人のみならず動物は軟骨から加齢現象（老化）が起きると考えられる（軟骨の水分減少化、プロテオグリカンの組成成分の変化＝変性）。

　ここでビタミンの話をすると（ビタミンは微量で、いわゆる酵素または酵素を作る補酵素となって、生体内の代謝過程に必須の役割をもち、ふつう生体内産生できず、体外から補給される必要が必須の物質）。大雑把にいって、ビタミンAが脂肪代謝に、ビタミンBが糖代謝、蛋白代謝、核酸代謝に、ビタミンCがコラーゲン等の代謝に、ビタミンDが骨代謝に、ビタミンEが脂肪代謝の害成分除去におのおのの役割をもっているとすれば、ビタミンCは若さを保つ上に重要な役割をになっているといわざるを得ない。

4　筋肉について

　筋肉は生体内にあって、非常に細胞分に富み、損傷されても修復可能で柔らかさをもつ。そして、末梢神経、シナプス器管を経由して中枢神経からの刺激をうけ、それに反応して収縮する。また筋紡錘という固有の感覚受容器をもっている。

　《筋肉はその作用を考えた場合、たとえば病勢がたえず進行する筋ジストロフィー症を考えた場合、弛緩性麻痺とほとんど同じような病態を示す。すなわち神経と筋はたがいに不離不即の関係で一つの単位のようにして働く。医学では、ふつう神経と筋とは別組織と見なして取り扱われるが、リハビリテーションの場・看護・介護の場では、一つの作用系と見なした方が理解されやすいし、正しいと思う。簡単にいえば筋萎縮による筋力低下は（程度という観念は存するが）一種の麻痺と見なした方が取り扱いに誤りをきたさないし、またその観念がないと廃用性筋萎縮といった場合、非常に軽い病態のように考えられてしまう——もちろん、可逆性のあることは認めるが……》

　肉眼で、われわれが見ている筋肉は、筋線維束の集まりであって、筋線維束はさらにいくつもの筋線維に分割される。筋線維はふつうの生体内組織の細胞に該当するが、じつは細胞が縦に長く融合したものである。筋線維の細胞体のなかには、収縮蛋白である筋原線維が整然と縦に長くつらなっている。ふつうの細胞の核にあたるものは筋線維のなかにも複数見られ、細胞膜近くに偏在する。

　ここで筋原線維について記述する前に、筋線維と筋シナプス（神経・筋接合部）のある場所について述べる。先に述べたように筋線維は集まって束となり、筋線維束となるが、その筋線維束の周囲には結合組織があり、そこに筋紡錘がある。筋紡錘は一つには、筋の長さ、および緊張の知覚受容器であって、その情報を神経細胞（ニューロン）に送り、神経細胞はそれに反応して、筋の

長さと緊張を調節する。ところで筋紡錘は特殊な運動細胞の支配をうけており、静止時でもある一定の緊張をもつ。それゆえ、筋の緊張・長さは、複雑な機構で支配されるといってよい。

次に1個の筋線維は、細胞膜に該当するような膜に包まれており、そこに神経筋接合部がある。筋線維細胞内の刺激伝導システムは、複雑であり、ここで述べないが、終局的には、カルシウムイオンが筋原線維に送られるようになっている。筋原線維はカルシウム濃度の微妙な変化によって収縮、弛緩（重なり合う、重なり合いが離れる）をくりかえす。

筋原線維は太いミオシンと細いアクチンとがありともに規則正しく配列している。その配列の具合は、アクチン単独の部分、ミオシンとアクチンとが重なり合っている部分、ミオシン単独の部分のくり返しの形をとる。アクチン単独の部分の中央にZ線があり、一つのZ線と次のZ線との間を筋原節と呼んでいる。1本の筋線維にはじつは20000の筋原節をもつ。

これを光学顕微鏡で見ると紋が横にならんでいる——すなわち横紋のように見える。

筋が収縮するときは、アクチンとミオシンの重なり部分が増え、弛緩しているときは減っている。

筋緊張が生じている場合、筋肉の長さが変らない場合を等尺性収縮といい、筋肉の長さが変る場合を等張性収縮と呼んでいる。

第2節　簡単な神経病理と運動生理について

1　麻痺について

麻痺とはふつう運動麻痺をいい、大脳皮質前頭葉運動野（Area 4）から筋にいたる神経路障害により随意的な筋収縮が不十分または失われた状態を指し、このような場合、神経支配部位の随意運動ひいては日常の生活動作の重大

な欠陥を生ずる。

　麻痺を上記のように厳密に定義した場合は、錐体路以外の脳損傷にもとづく運動障害や筋疾患による筋萎縮性運動障害は除外されるべきかもしれないが、実際を重んじるリハビリテーションの現場では麻痺と見なしてよいと思う。麻痺は神経生理学ならびに神経内科学等の見解では、一次運動ニューロンの麻痺といったときは、錐体路障害のみを指す。しかしリハビリテーションの現場では、その外にも錐体外路系、小脳系、前庭系等による粗大筋力の低下、協調運動障害を取り扱っていることと、たとえば脳血管障害等の痙性麻痺等でも、それは純粋な痙性麻痺かと問われれば、否と答えざるを得ないだろう。その意味で、不随意運動、失調等も麻痺として取り扱ってよいのではないかと私は思う（ただし、研究論文等では別）。また二次運動ニューロン障害も厳密にいえば、脊髄前角細胞から末梢神経を経て終板の前部までの麻痺を指すのかもしれないが、リハビリテーションの現場で、筋シナプス疾患、筋萎縮性疾患も麻痺として取り扱っているゆえ、その範囲は拡がって、終板から筋小胞体系（筋・神経カップリング）、そして筋原線維までの経路の障害を指すことになる。この本では、その見解で述べてある。

　ただし、失行・失認等による随意運動障害については、慣例上、別概念で対応している。

　麻痺は大脳皮質運動障害から、脊髄前角細胞のシナプス前部までの神経路（これを一次運動ニューロンという）が侵された場合と、脊髄前角細胞から末梢神経を経て筋線維までの神経路（これを二次運動ニューロンという）が侵された場合とで区別されている。前者を一次（上位）運動ニューロン障害、後者を二次（下位）運動ニューロン障害と呼ぶ。また上位運動ニューロン障害をその症状から痙性麻痺、下位運動ニューロン障害を弛緩性麻痺と呼ぶ。

1) 痙性麻痺（上位運動ニューロン障害）

痙性麻痺は、弛緩性麻痺に比べ、筋萎縮は目立たないが、粗大筋力低下が見られる、筋の緊張度が増して腱反射が亢進している、病的反射が見られるとの所見がある。

脳損傷にもとづく痙性麻痺はそれに加えて、随意運動の際、一定パターン（肢位）が強制的、不条理に形づくられる共同パターン、連合運動反応（随意的運動の際、身体の外の部位に筋緊張が亢進する）が見られる。また健常者では顕在化しない原始的姿勢反射が見られ、相反神経支配の異常があり、上下肢の交互運動が阻害される等の所見がある。

人の脳は発達につれて脳の下位部位（延髄）から、上位部位（大脳）へ成熟されるという。

その際（成熟ということ）、脳の上位部位は、下位部位の脳の働きを抑制するという。脳損傷にもとづくところの痙性反射出現や原始的反射（反応）の出現、共同運動の出現等は、その抑制がとれたためと説明されている。このことは脳損傷の場合は、運動発達が、その発達の低い段階へ強制的に押し下げられたことを意味する。人の運動発達の理解は、リハビリテーション（運動療法）の実施順序とも深く関係するので述べておく。

人の運動発達は

寝返り──坐位への起き上り──坐位──つかまり立ち──つたい歩き──ひとり立ち──独歩

と進むが、その他に、

坐位──四つばい姿勢──四つばい移動──ひざ立ち歩き──ひざ立ち姿勢──起立姿勢──ひとり立ち──独歩

と進む2系統がある。

じつは2番目の系統に従う発達促進が、痙性麻痺ではいちばん獲得されがたい四肢相互運動促通のためのいちばん正統的手段（実際にこどもはこの系統に

従う）であるが、実際は四肢相互運動の獲得は困難であるし、場合により不可能である。それゆえ前者の系統の訓練順序が多用されている。しかしその場合の最終像の歩行パターンの歪みが残存するのはいたしかたがない。

2）弛緩性麻痺（下位運動ニューロン障害）

弛緩性麻痺は、脊髄前角細胞──→末梢神経（神経根、末梢神経）──→神経筋接合部──→筋原線維への二次運動ニューロンの障害である。

この系統が侵されると、脱神経性萎縮という強い筋萎縮が起こり、筋は弛緩し（筋トーヌス低下、または消失）、筋力の低下または消失が起こる。腱反射は低下または消失が起こる。脱神経性の筋はやがて線維性または脂肪性組織に置換される。またこの際、自律神経支配の脱落もともない、局所循環障害、発汗障害、皮膚の乾燥、爪の変形も起こりうる。病的反射は出現しない。昔は弛緩性麻痺を典型的に出現する脊髄性小児麻痺（ポリオ）が数多く存在したが、今はポリオワクチンの出現によりほとんど見られなくなった。今はこの型の麻痺は、筋ジストロフィー、末梢神経麻痺で見られる。

3）麻痺の型分類（図11）

麻痺は侵された四肢の部位により次のように分類される。このような場合、麻痺は上下肢だけでなく体幹にも及んでいることに注意する必要がある。

①単麻痺：上下肢のうちの一肢のみの麻痺

②対麻痺：両下肢のみの麻痺であるが、脳性麻痺のように一見、下肢麻痺のように見えても、よく注意すると巧緻性障害など上肢の軽度の麻痺をともなっていることがある。このような場合を両麻痺、脊髄損傷・胸腰髄損傷の場合を対麻痺と呼ぶ。

③片麻痺：右上下肢または右側体幹、左上下肢および左側体幹かのいずれかの麻痺

第1章 基礎的知識 59

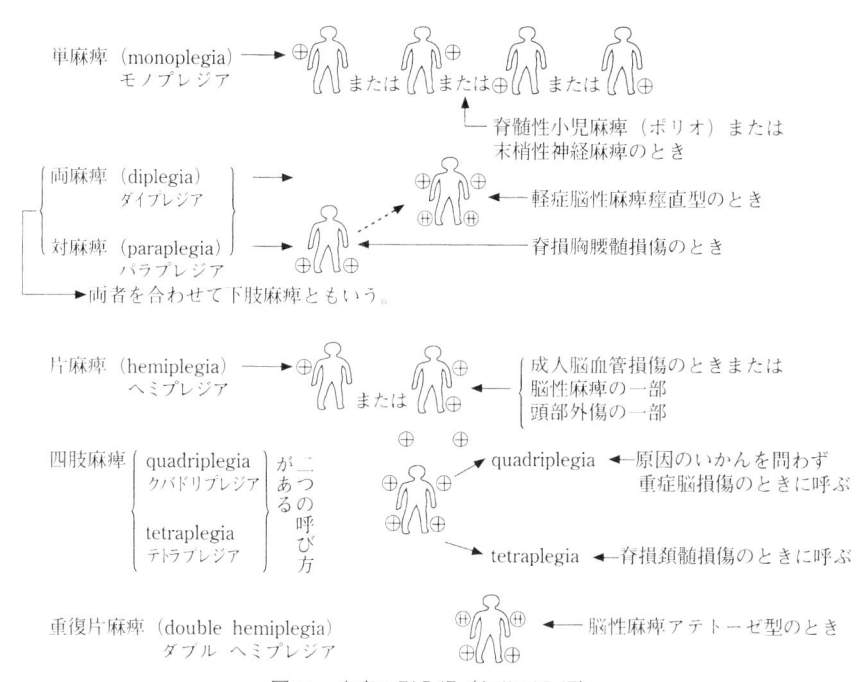

```
単麻痺（monoplegia）
モノプレジア
         → または または または

         ├─ 脊髄性小児麻痺（ポリオ）または
            末梢性神経麻痺のとき

両麻痺（diplegia）
ダイプレジア
         →
              ←── 軽症脳性麻痺痙直型のとき
対麻痺（paraplegia）
パラプレジア
         →
              ←── 脊損胸腰髄損傷のとき

└→両者を合わせて下肢麻痺ともいう。

片麻痺（hemiplegia）
ヘミプレジア
         → または ← 成人脳血管損傷のときまたは
                    脳性麻痺の一部
                    頭部外傷の一部

四肢麻痺 ┌ quadriplegia
         │ クバドリプレジア       が二
         │                      あつ
         │ tetraplegia          るの        quadriplegia ← 原因のいかんを問わず
         └ テトラプレジア        呼び                     重症脳損傷のときに呼ぶ
                                 方
                                            tetraplegia ← 脊損頸髄損傷のときに呼ぶ

重復片麻痺（double hemiplegia）
ダブル ヘミプレジア
                    ← 脳性麻痺アテトーゼ型のとき
```

図11　麻痺の型分類（部位別分類）

④四肢麻痺：両側上下肢の麻痺であるが、これも英語では脳性麻痺を quadriplagia、頸髄脊髄損傷では tetraplegia と区別していることがある。

麻痺の型分類には、この他に重複麻痺というような呼び名もあるが、これは脳性麻痺のアテトーゼ型のように、四肢麻痺のなかで下肢に比べ上肢の麻痺が強い場合（もちろん両側）に使われたが、今はめったに使われない。

麻痺には、生理的分類といわれる分類の仕方もある。ただしこれは厳密な麻痺の概念からはずれていることに注意。

これは列挙すると、

①痙直(性)麻痺
②不随意運動型麻痺
③失調型麻痺

④固縮型　　麻痺

などである。これは神経生理学的所見によって分けた分類であるが、個々について説明すると、

①痙性（痙直または痙縮ともいう。spacity）は、筋肉の伸張反射亢進状態をいい、四肢の腱反射亢進で証明される。痙直はかならずしも筋緊張亢進を指すものではないが、脳損傷性由来の痙直は一般に筋緊張亢進をきたす。しかしその筋トーヌスの亢進の発現の仕方はその動作のはじまりに強く現われ、動作の中頃から終り頃になると筋トーヌス亢進は消失する。これは折りたたみナイフ現象といわれ、筋トーヌスが動作の始めから軽い頃まである鉛管現象をしめす固縮と区別される。

②不随意運動型は、文字どおり人の意志どおりに、静止しない運動が静止時に見られ、かつ随意的に動かそうとすると、意志どおりにならない余計な運動が現われるところの協調運動障害が見られる。不随意型運動麻痺は、バリスムス、ヒョレア、ジストニア、アテトーゼ、振せんなどの種類があり、一般に錐体外路系障害によって発現する。

バリスムスは、リズムの早い打ちつけるような激しい運動が体幹部から四肢に現われるものである。ヒョレアは、体幹より遠位部つまり上下肢に現われるダンスをしているような激しい運動を指す。ジストニアは比較的リズムの遅い緩慢な動きが体幹部に現われる不随意運動で主に体幹を捻るような動きが主体となる。

アテトーゼは比較的リズムの遅い緩慢の動きが主に四肢末梢に現われるものを指す。指先ののたうちまわる動きが特徴的である。振せんは、きわめて早い規則的な震えが、指先、口唇、舌、頭などに現われる不随意運動を指す。

③失調は、起立および歩行時に現われ、強いときは起立位さえ保てない。歩行時に失調が現われるとよろよろした酒に酔ったような歩行になる。一般に小脳および迷路の損傷によって現われる。

④拘縮については、すでにのべた。

2　麻痺にともなう身体変形について

　麻痺にともなう身体変形は、①痙性麻痺であれば麻痺にともなう各パターンによる変形すなわち屈曲パターンによる各関節の屈曲変形、および伸展パターンによる各関節の伸展変形、弛緩性麻痺であれば麻痺による筋力アンバランスによる変形、②重力の影響にともなう変形、③ふとん類など麻痺部分へ附加された重力の影響にともなう変形などが考えられるが、実際は同一姿勢保持（これには寝たきりの安静臥位姿勢および脳性麻痺等に見られる原始反射による強制姿勢とがある）を長くつづけることの影響がいちばん大きいと思われる。人にかぎらず動物は動くことにより自然に体位変換が行われている。それゆえ麻痺にともなう身体変形も、安静臥位を最低限少なくし、坐位保持および立位保持等を心がけ体位変換を試みる。脳性麻痺であれば原始的反射肢位との反対姿勢をとらせることを頻回に試みていればかなりの変形は防げる。

　また弛緩性麻痺（現在では末梢神経麻痺がいちばん多い）による筋力アンバランスによる変形も、変形矯正肢位の補装具または柔らかいマットも内側につけたギプスシャーレを常時装着することによりかなり防げる。一時期前までは、麻痺にともなう下肢変形、とくに尖足変形に対してかなり神経質に鋼線型シーネを用いて、変形矯正または予防を試みていたようであるが、実際はそうすることにより、より痙性を増加させたり、褥創を作ることなどがあった。今では、そのような場合は、柔らかいふとん類、マット類を用いて矯正することが多い。そして可能なかぎり早期に傾斜ベッドを用いて、起立への試みが行われている。

　脳血管障害の場合、罹患肩関節の変形と疼痛がかなりの例で出現するので、急性期から罹患上肢の肢位について、マット類を用いて矯正が必要である。すなわち肩関節の後退を防ぐ、上肢を外転、内旋位にもってくる、手関節を軽度

伸展位をもってくる、各指節間関節の過度屈曲、拇指内転位を防ぐ等の工夫である。これらの工夫で慢性期のリハビリテーション効果がちがってくる。

3　関節運動範囲について（表6）

関節は動くことによって機能を発揮する。疾病・障害complexによって関節の動きに制限が加わると、それはとりもなおさず日常生活動作の制限となり、能力障害（disability）となる。

関節は、その原因が何であれ、動かさないという状態が長くつづけば、関節内組織の変化によりその可動域に制限が加わることが多い。それゆえ、人は安静を強制される重篤な疾患でも、他動的にその関節の可動域を十全といかないまでも保持することは、看護・介護する者の重要業務となる。

関節運動について基本的なことがらは、(1)基本肢位の概念と、(2)関節運動を表示する名称についての知識である。

基本肢位とは、それぞれの関節の解剖学的肢位、いいかえれば静止直立したときの関節の肢位をいい、すべての関節の基本肢位を0°の状態という。ただし前腕については手掌面が矢状面にある状態を0°、肩関節の水平屈曲、水平伸展の計測においては外転90°を基本肢位とする。

関節運動を表示する名称は次のようなものである。

①屈曲と伸展：多くは矢状面の運動で、基本肢位にある隣接する2つの部位が近づく動きが屈曲、遠ざける動きが伸展である。ただし肩関節、頚部、体幹に関しては、前方への動きが屈曲、後方への動きが伸展である。また手関節、手指、足関節、足指に関しては、手掌または足底への動きが屈曲、手背または足背への動きが伸展である。

②外転と内転：多くは前額面の動きで、体幹や手指の軸から遠ざかる動きが外転、近づく動きが内転である。

③外旋と内旋と回外と回内：肩関節と股関節に関しては上腕軸、または大腿

表6 身体各部関節の運動範囲

```
ア）肩関節 ┬ 屈曲（前方挙上）      0°〜180°
          ├ 伸展（後方挙上）      0°〜50°
          ├ 外転（側方挙上）      0°〜180°
          ├ 内転                  0°（体幹によって内転不能）
          ├ 外旋                  0°〜60°
          └ 内旋                  0°〜80°
イ）肘関節 ┬ 屈曲                  0°〜145°
          ├ 伸展                  0°〜5°
          ├ 回内                  0°〜90°
          └ 回外                  0°〜90°
ウ）手関節 ┬ 屈曲（掌屈）          0°〜90°
          ├ 伸展（背屈）          0°〜70°
          ├ 橈側 ┐（前腕回内      0°〜25°
          └ 尺側 ┘ 位で行う）     0°〜55°
エ）股関節 ┬ 屈曲                  0°〜125°
          ├ 伸展                  0°〜15°
          ├ 外転                  0°〜45°
          ├ 内転                  0°〜20°
          ├ 外旋                  0°〜45°
          └ 内旋                  0°〜45°
オ）膝関節 ┬ 屈曲                  0°〜130°
          └ 伸展                  0°
カ）足関節 ┬ 屈曲（底屈）          0°〜45°
          └ 伸展（背屈）          0°〜20°
附：足部の動き ┬ 内がえし          0°〜20°
              └ 外がえし          0°〜30°
```

軸を中心として、外方に回旋する動きを外旋、内方を回旋する動きが内旋である。回外と回内に関しては前腕軸を中心として外方に回旋するものを回外、内方に回旋するものを回内とする。

④下肢に関しては足部の動きを示す、外がえし、内がえしのことばが大切である。足部の運動で足底が外方に向く動きが外かえしで、足底が内方に向く動

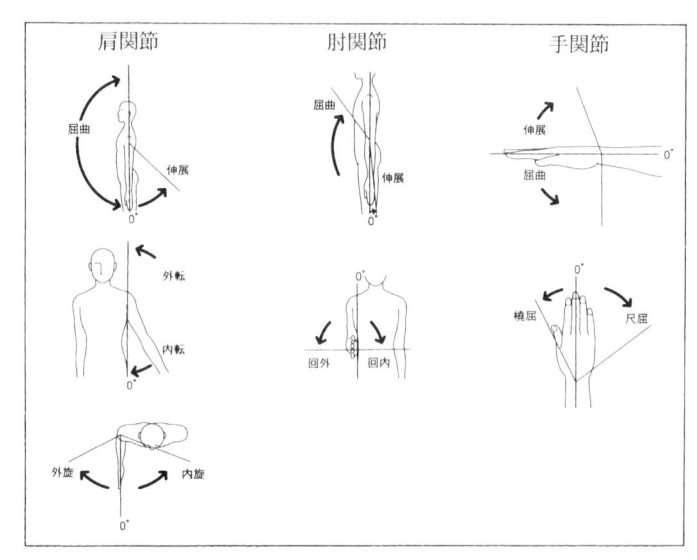

図12　上肢三大関節の標準関節可動域角度

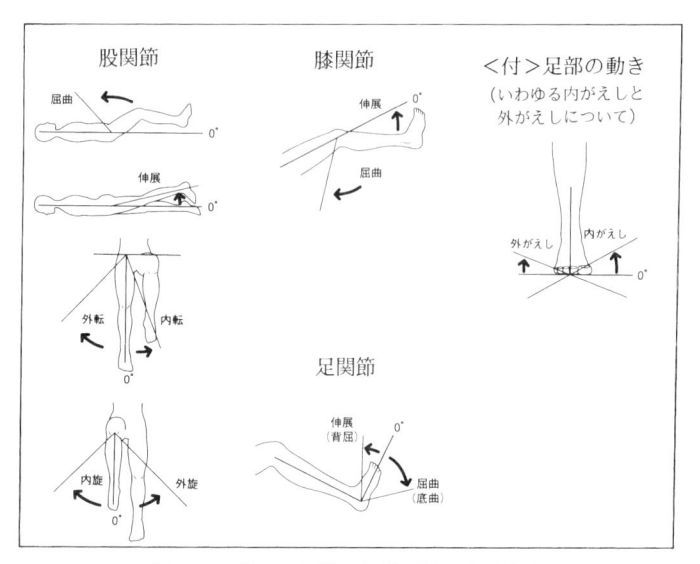

図13　下肢三大関節の標準関節可動域角度

きを内がえしと呼ぶ。

　上肢に関して、その動きについて重要なのは、手関節の動きと拇指の動きを表示するものが大切である。

　⑤橈屈と尺屈：手関節の手掌面の動きで橈側への動き（前腕回内位90°で内側への動き）が橈屈、尺側への動き（前腕回内位90°で外側への動き）が尺屈である。

　⑥拇指の橈側外転と尺側内転：拇指の手掌面の運動で、拇指の基本軸から遠ざかる動きが橈側外転で、拇指の基本軸に近づく動きが尺側内転である。

　⑦掌側外転と掌側内転：拇指の手掌面に垂直な平面での動きで、拇指の基本軸から遠ざかる動きが掌側外転で、基本軸に近づく動きが掌側内転である。

　⑧対立：拇指の対立は、外転、屈曲、回旋の3要素の複合した運動であり拇指で第5指の先端または基部を触れる運動である。

　関節の運動範囲は、上記の主要関節運動範囲以外に、体幹の動きをしめす体側屈・体回旋、肩関節の動きをしめす水平屈曲・水平伸展および肩甲帯の動きをしめす挙上や引き下げ等の表現もあるが、専門的に偏りすぎるため、省略する。

　人体における6大関節すなわち肩関節、肘関節、手関節、股関節、膝関節、足関節の標準可動域を示しておく（図12、図13）。

　関節可動域の運動制限の病理には、関節拘縮と関節強直の概念が大切となる。

　関節拘縮とは、関節外にある軟部組織（たとえば一見無関係にみえる皮膚の瘢痕などでも）の障害（侵襲）が原因で関節の可動域が制限されたものをいい、関節強直は関節内にある軟部組織（線維性強直）、および軟骨、軟骨下骨組織への侵襲（骨性強直）によって起こった関節の可動域の制限をいう。

　関節の可動域の制限は、運動機能障害のじつにさまざまな病態で出現し、運動機能そのものを障害する。しかしながら、その出現の大部分はdiseaseそのものの直接的な病理表現でなく時間的にタイミングのずれがあるところが重要で（それゆえ、二次的と表現される）、リハビリテーション医療、看護、介護

に携わる者は、その予防、増悪防止、または改善に意をつくさねばならない。

第2章　高齢者の運動機能障害をきたす主な疾病とそのimpairment

第1節　脳血管障害

1　総論

脳血管障害は、脳血管そのものの病的な過程で起こるすべての病態を指す。その現象を厳密に考えれば、成年、こどもにも起こる（たとえば、もやもや病、脳内動静脈奇形、脳内良性血管腫、頭部外傷後の硬膜外および内血腫等）のであるが、わが国では、成人以降、中年、老年のものに限定している。その臨床症状（いわゆるdisease）は脳血管発作として発現する。脳血管発作とは、脳血管病変により局所性の神経障害を発現するものをいう。このうちもっとも重い病型で脳の循環障害により急激に倒れ、意識障害を呈し、片麻痺を合併してくる症候群を脳卒中という。

脳血管発作はその臨床的病期によって4つに分けられる。

　1段階；初期または切迫発作（臨床的には一過性脳虚血発作）
　2段階；進行発作（神経症状が進行する時期）
　3段階；完成期（症状が完成し、固定し改善しつつある時期）
　4段階；後遺症期

上記の1～3段階はいわゆる急性期（disease期）で救命を目標とした医療管理を必要とする。

脳血管障害のうち重要なのは次の4種類である。1) 脳内出血、2) くも膜下出血、3) 脳虚血性壊死すなわち脳梗塞であり、3) はさらに脳血栓と脳塞栓に

分けられる。そして脳血管障害の前駆症状と考えられるところの一過性脳虚血がある。

わが国では脳卒中死が欧米各国より男女を問わず高い。昭和35年までは脳出血死が高かったが、それ以降漸次脳梗塞死が増え、昭和49年以降はその比率が逆転してきている。脳卒中死は、わが国で見ると地域別に多い地域がある。一般に都会より農村に多い。

脳血管障害の成因は何といっても高血圧症が重要である（その他の因子には、遺伝、食塩の大量摂取、栄養面のかたより、すなわち蛋白量の摂取不足、脂肪摂取の不足または過剰、ストレス等が考えられる）。

高血圧症では、脳の局所循環が障害されやすく、小動脈は抵抗減弱部となり、低酸素血症とともに血管壁の透過性が亢進する。さらに、血漿蛋白部分が血管壁に漏出し、血管壊死、または血漿性動脈壊死が起こる。壊死部は強い内圧によってふくれて動脈瘤となり、やがて破れて出血を起こす。一方、内圧に耐えた血管壊死部や小動脈瘤の内腔には、血栓が形成されやすく脳梗塞を起こす。これに対し、アテローム硬化（脂質が血管壁に硬くついたもの）による梗塞は、もっと太い脳動脈や頚部動脈の病変によるものである。一方、脳塞栓は基礎に先天性心疾患があり、心血管内の脂肪片および血栓が脳動脈につまる形となる。

脳血管障害は急性期には、強い意識障害によりあるものは死亡するという激烈な症状を起こすが、それと併行して痙性麻痺（片麻痺が多い）、同名半盲、失語、構語障害、摂食障害、半身感覚麻痺、運動失調等の局所症状を起こす。これら急性期後期までに死亡せず生存したものに対しては病状安定後、後遺症として残存する（ただし全例とはかぎらない）。脳塞栓だけは病期進行に関して進行がなしに突然完成期発作におちいる。

ちなみに脳卒中後の生命に対する危険時期は、1）24時間〜3日間（大量出血による）、2）2週間後（脳浮腫と肺炎、尿路感染、胃腸出血、体液バランス

異常、心不全等の合併症等による）

　脳卒中後遺症としての麻痺について述べると、1）脳病変が出血、血栓、塞栓であれ、その発作部位、損傷の拡がりによって麻痺型が変わる。すなわち、大脳皮質──→皮質下白質──→間脳（内包および外包）──→大脳脚までの部位であれば片麻痺であり、脳幹部であれば大部分は四肢麻痺となる。脳幹部でも出血、梗塞部位が小さく、偏りがあれば片麻痺となる。2）疾病そのものが初回発作によるものか再発によるものかで麻痺型および複合症状が変わりうる。3）脳虚血性壊死を起こす梗塞等はその梗塞の発生部位で症状が大きく変わる。4）後遺症として麻痺以外に知覚障害、失語、失行、失認等の高次脳機能障害および知的障害、および摂食障害が存在すると、その病態像に変化が見られる。

　上記 1)2)3)4) を勘案すると、脳卒中後遺症の病態は複雑で変化に富むといえるのであるが、ここでは後遺症の大部分を占める片麻痺・痙性麻痺についてのみ述べる。

　①脳損傷後の運動麻痺には、a）その構造破壊によって起こるところの麻痺＝運動性の低下・欠如、同時に体幹の姿勢保持、修正反応の欠如・低下および感覚障害を障害による症状群を陰性徴候と呼ぶ。

　b）それと脳損傷にもとづく解放現象として現われるところの筋の緊張の亢進（ときに低下もありうる）、伸張反射亢進、連合運動・病的反射、異常姿勢反射（反応）の出現、相互性支配の欠如等の陽性徴候と呼ぶ症状群が陰性徴候と同時に現われる。

　②人の動物としての行為は、周囲環境の知覚からの反応と考えた場合、脳損傷患者はただ単に運動そのものの欠如・低下だけでなく、重力に対する身体感覚、位置感覚、バランス感覚、筋緊張の調整に対する感覚も低下していると考えられる。したがって脳損傷後遺症に対する治療としての訓練は、感覚・運動統合訓練でもある。

　③麻痺そのものが病期のあり方によってちがってくる。急性期の筋弛緩期・

準急性期──→慢性期の痙性期および慢性──→維持期の適応回復期によって筋トーヌスの様態がちがう。

④脳損傷患者は運動発達学的に見た場合、運動発達の低い段階におかれたと考えられる。それゆえ、運動学習は、運動発達の低いレベルにあるものとして行い、段階的に上げていかねばならない。

上記条件を考慮しつつ障害としての impairment に対応することになる。
impairment に対する目標は、

a) 機能改善（潜在能力のひきだしと活用）
b) 二次的障害の予防
c) 合併症および偶発事故の予防
d) 残存能力の活用

の4つである。

a) 機能改善として考えられるのは、感覚運動統合訓練として positioning──すなわち姿勢保持訓練およびバランス訓練を、運動発達の低いレベルから行っていくこと。次いで、共同運動、連合運動、病的反射、異常姿勢反応等の陽性徴候を抑制しながら、得られた肢位・姿勢からの運動を行っていく。次いである程度抑制された筋の筋力が得られたなら、その余力と残存能力としての健側の力をかりながら、分離した運動、随意運動を獲得していく。

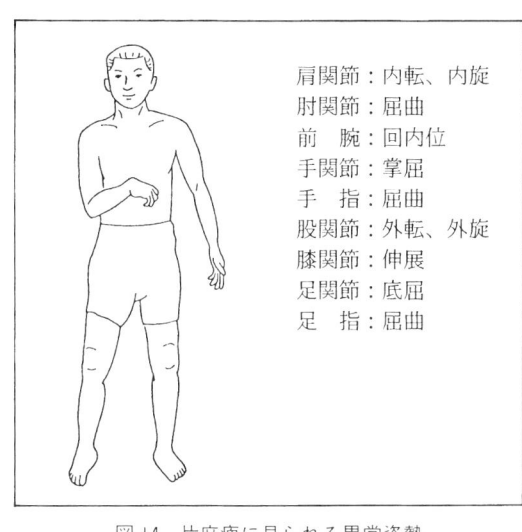

肩関節：内転、内旋
肘関節：屈曲
前　腕：回内位
手関節：掌屈
手　指：屈曲
股関節：外転、外旋
膝関節：伸展
足関節：底屈
足　指：屈曲

図14　片麻痺に見られる異常姿勢
（ウエルニッケ・マンの肢位）

b) 二次障害の予防としては異常な姿勢（ウェルニッケ・マン姿勢（図14）、体軸傾斜症候姿勢）および姿勢反応、変形を予防する。ときに補装具等の使用も必要となる。

c) 偶発事故としての転倒は、患者に過剰な恐怖心を与え、かえって患肢の異常な筋緊張および異常な姿勢反応を作ってしまう。それゆえに運動訓練は習熟された理学療法士によって慎重に行われることが望ましい（専門性への要求）。

d) 残存能力の活用　残存能力の活用は麻痺をした筋の筋力を補うために、健側肢の使用および設備、器具、道具を使用することにより行われる。ただこの場合、健側肢の努力性の使用は、連合反応により異常な姿勢反応を助長させるので、リラックスした形での使用が望まれる。したがって車椅子の使用も、片手駆動の車椅子よりも電動車椅子使用の方がよい場合がありうる。

早期訓練を考えた場合（くも膜下出血および低血圧症候群を除いて）、ベッド上の姿勢のあり方、すなわち肩関節を後退させない、上肢を内転させない、肘を屈曲させない、下肢を外旋させない、足部を尖足位にもっていかない、体位を時間ごとにかえる等の工夫が必要である。それから、四肢の関節（上下肢の6大関節と手指関節）のROMを最大可動域の3分の2程度に確保するよう他動的に動かすことも大切である。また全身状態の落ち着きをまって、早い時期からの坐位訓練、立位訓練も必要となろう。ただしこの際はあくまでも発達段階に沿って段階的に行うのが原則である（そのためベッド上で使用されるバックレストは、角度が換えられるものが必要である）。これらの事柄は専門性が要求されるので医師および理学療法士によって行われるべきである。

2　各　　論

1) 脳出血

脳出血は、高血圧症が発症前から存在していることと、日中活動時に発病す

ることが多いという特徴がある。出血した血腫の大きさ、発症の部位により、ⅰ）内包および外包の内側出血、ⅱ）橋出血、ⅲ）小脳出血、ⅳ）皮質下出血、ⅴ）尾状核出血等が考えられる。

2）くも膜下出血

くも膜下出血は比較的若年者に多く、症状が重たい（致死率が高い）。先天的奇形による脳動脈瘤（嚢状動脈瘤）の破裂によるものが多く、その動脈瘤のある部は脳底部である。幸いにして生存したものは、かならずしも片麻痺を残さない。

3）脳 梗 塞

①脳血栓症：脳血栓症は最近の脳血管障害ではいちばん重要な疾患となってきた。この疾患には15～50％に前駆症状（一過性脳虚血症候群）があり、睡眠中あるいは起床後まもなく起こる。急性期には症状が段階的に進行する。症状は数時間、数日の段階で進行するが、この間、改善と急な悪化をまじえながら進行する。現われる神経症状は多彩で、1例1例により症状の現われ方がちがう。予後は梗塞の大きいものほど悪い。また症状が多彩なため早い時期での予後の判定が困難である。片麻痺をきたしたものでも1～2週間で回復の兆しがあるものは予後良好である。6カ月すぎても残る片麻痺は完全回復は見こめない。

脳血栓症は再発の可能性がある。再発により両側の大脳皮質が侵された場合は仮性球麻痺となる。また脳血栓症により痴呆におちいったものは痴呆に関して予後不良である。

②脳塞栓症：先天的に心奇形をともなう心疾患があるため再発が多い。

第2節　脳血管障害にともなう合併病態

1　言語障害

脳血管障害による言語障害は、麻痺性構音障害と失語症とに分けられる。

1) 麻痺性構音障害

これには、a) 末梢性発声器管、すなわち構語にかかわる舌、口蓋、口唇、喉頭などに存する筋群への支配神経系の異常によるものと、b) 両側大脳皮質障害によるものと2つがある。構音障害の強いものは摂食困難を合併する。次の失語症では、基本的な言語のみならず、換語障害、失文法、失読、失書等のことばにかかわることすべての障害が軽重にかかわらず存在するが、構音障害では発語のみが侵される。

2) 失語症

失語とは、大脳にある言語中枢の部分的または全体的損傷によるもので、言語中枢は優位大脳半球に存在する。多くは左半球で、したがって右片麻痺の人に起こりやすい。言語中枢のうち運動性言語（表出言語）中枢は左大脳皮質44領野に存在し、ブローカの言語中枢といわれる。

また左側頭葉22領野は、音声言語理解のウエルニッケの言語中枢がある。これはまた感覚性言語中枢ともいう。両言語中枢を結ぶ神経線維束が弓状束と呼ばれるもので、これが損傷されても失語症となる。

失語症の自然回復は稀ではなくかなり起こり得る。失語症はまた経時的に増悪または改善等の変化をみる。とくに幼児の場合（幼時期頭部外傷による言語障害など）はほとんど完全に言語機能の回復をみる。また頭部外傷による硬膜下血腫の圧迫による言語障害は、手術（血腫除去術）により症状の改善または

消失をみる。脳血管障害による失語は発症3カ月までに自然治癒することがある。重症例でも1年以上にわたって改善することもある。40歳以下の若年者、左利きの者は回復が良好である。また自分で誤りを修正できる者も予後がよい。病型では、失名詞失語がもっとも回復が良好で、運動失語＞感覚失語＞全失語の順に回復が悪くなる。

①失語症の症状

 a）自発言語の障害；自発言語障害は運動性失語の基本症状である。論理的記述はむずかしいが、情緒的言語が反射的に出ることがある。軽症例でも発語発声に努力を要し、流暢さにかける。また失文法もある。

 b）換語障害または呼称障害；これは具体的な物（たとえば時計や鉛筆など）、絵、いろいろな色などを見せて、その名称をいわせてみる。そのとき、物の名前を思い出せない状態を、語健忘または失名詞状態という。しかし患者はその物は何であるかはわかっており、「マンネンヒツ」という代りに「アノ……物を書くとき使うもので……」などまわりくどい言い方で用途を説明したりする。

 c）錯語；時計を「タケイ」または「タバコ」というようにいう。しかしこのときは話し方は流暢で、感覚性言語中枢のウェルニッケ失語または弓状束の障害（超皮質性感覚失語）で起こる。しかもウェルニッケ失語では本人は錯語を自覚していない（弓状束障害では誤りに気づき、直そうとする）

 d）ジャーゴン失語；錯語がはなはだしくなった状態で、かつ多弁でしきりに話しつづけるが聞き手には内容がまったく理解できない。それでいながら本人は誤った言葉を話しつづけていることを自覚していない。ときに強制的に話を中止させないと言葉が止まらなくなる。錯語とジャーゴン失語は感覚性失語の基本症状である。

 e）復　唱；復唱が可能かどうかは、失語症の重要な検査法である。簡単な単音、数字、単語を復唱させる。さらに短い文章、無意味な音の羅列を復唱さ

せる。復唱が可能ならばブローカ領域、ウエルニッケ領域、またはその連絡路の機能障害は否定できる。

　f）言語了解；簡単な指示を口頭で与え、それに従うか否かを検査する。次いで指示の内容を複雑にする。いくつかの内容をもった指示をした場合、一部分のみ従い他を無視することがある。この場合は、言語了解とともに指示の内容を保持も障害されたためと考えられる。言語了解の障害は感覚性失語では著明である。

　患者に失行をともなう場合は、了解が悪いために指示に従えないのか、失行のために指示に従えないのか不明のときがある。このようなときは、眼前にある物の名称を告げて選択させたり、数個の事物を口頭指示により順番に並ばせてもよい。

　g）読　字；文字の了解不能を失読という。失読の有無は、物品の名称、簡単な指示などを書いたものを見せ、眼前にある物品のなかからその物を選択させたり、指示に従うかを見る。その際は患者の学歴も考慮する。次いで音読を行わせる。音読の障害があるときは、言語了解の良否を確かめておく必要がある。言語了解が良好であっても、音読障害が出現することがある。発音の誤りを錯音という。

　h）書　字；手に運動障害のないにもかかわらず、文字が書けない状態を失書という。書字の検査は、自発書字、書き取り、写字の3種類について行う。

　　自発書字→住所、氏名、種々の物品の名称、短文を作らせて見る。
　　書き取り→口頭で指示した言葉を文字で書かせる。
　　写書→書かれた字を見て、そのとおりに書く。

②失語症の分類

　a）ブローカ失語：自発言語の障害が顕著であって、重症例ではまったく発語できない。発語がある場合も発語に努力を要し、流暢さに欠ける。とくに発語のはじめに努力を要する。復唱や物品呼称は障害されているが自発語よりは

よいことが多い。軽症例でも失文法がある。ただし言語了解、文字了解は比較的良好である。多くの場合、右片麻痺があるため、右手での書字は不能であるが、左手の書字は、失語のないものにくらべて下手であり書字障害も認められる。ブローカ失語には構音障害も合併する。この症状は、左中大脳動脈・左内頚動脈の閉塞によることが多い。[8]

　b）超皮質性運動失語：自発言語は少ない。話かけられてはじめて簡単な発語をする。ただし復唱はきわめて良好、言語、文字了解は正常、読字、音読も可能であるが書字障害がある。

　c）ウエルニッケ失語：言語や文字の了解は悪いが、話し方は流暢である。しかし言語聴覚語の認識保持が障害されるため、聴覚による発音の制御ができない。したがって錯語が多く、語漏、ジャーゴンをみることがある。復唱も物品呼称も障害され、字体はいいが意味不明の文字や文章を書く。

　d）超皮質性感覚失語：言語了解は侵されるが、復唱は可能である。換言障害、語性錯誤があり、読字、音読、書字も障害される。単語の意味のみの了解障害が出現する場合があり、これを語義失語という。

　e）全失語：すべての言語機能が失われたもの、中大脳動脈閉塞によることが多い。

　f）伝導失語：言語了解は正常であるが、復唱が不能となり、また自発語にも錯語が出現する。しかし本人は錯語に気づき、いい直そうとするのが特徴である。

　g）失名詞失語：換語障害（物を見ても名前を思い出せない）、すなわち語健忘を主徴とする。復唱、言語・文字了解は正常であるが、自発言語は必要なことばが思い出されずに、まわりくどくなる。

　h）言語野孤立症候群：言語領野孤立の状態で、言語領域のみだけ健全であり、他の大脳領域との連合が離断され孤立した状態。基本的には反響言語である。アルツハイマー病、老人性痴呆のとき、正常圧水頭症の進行期に一過性に

見られる。

2 失行、失認（概観）

1) 失　　行

失行とは、麻痺、失調、筋緊張異常、意識および知能障害、感覚障害がないか軽微であるにもかかわらず、ある動作の遂行が困難となる現象をいう。

①観念運動失行

指示された動作は遂行できないか、または指示された内容の動作とちがう動作をする。しかし同じ動作は反射自動的には可能である。また指示された動作の内容も理解している。たとえば左手で右の眼をさわることを命じてもできないが、虫が右の眼のところに飛んでくれば自動的に払いのけることは可能。観念運動失行は単純な動作ができなくても、一連の複雑な動作はできるので、試行錯誤で行為を完結させることは可能である。

②観念失行

運動の企画そのものができなくなる。部分的動作は滑らかにできても、全体の順序をとりちがえて正しく行うことができない。たとえばタバコを吸うとき、反対の方を口にくわえ、ライターをつけるなど。単純な動作はできても一連の複雑な動作ができない。

③構成失行

幾何学的模様や図形、とくに三次元の構成が困難となる失行（たとえば紙に家とか花とかを描くことが困難、積み木をつむことが困難など）。

④着衣失行

着衣という行為にかぎって困難を生ずる失行。たとえば上衣を渡して着るように指示すると、それをもって眺めるが、袖のところをうまく上肢のところにもっていったり、ボタンをはめることができなくなる。とくに袖などを裏返しだったりするとそれを戻して着ることは不可能となる。

2）失　　認

失認とは、一次の知覚機能の障害や、精神障害がないにもかかわらず、物体の認識をできない状態をいう。

①病態失調

自身の病気または障害を認めないでかつ障害の存在そのものも苦痛に感ぜず平気でいる状態。無関心、無認知、否認の三つの様態があり、それぞれその順番で重症度を表わす。

②空間失認のうち半側性空間無視

半側性空間失認は片側にあるものをことごとく無視する失認で、通常劣位（つまり右側）頭頂葉の障害で、左側空間に出現（つまり左側空間無視）、半側性身体無視をともなうことが多い。

③半側性身体無視

身体の半側をまったく無視し、あたかもその半分が存在しないかのように振舞う失認である。ひげを右半分だけ剃ってあとは剃り残す。与えられた食事は右半分だけたべて左半分を残すなど。

④ゲルストマン症候群

手指失認、左右失認、失書、失算の四徴候を特徴とする。優位半球頭頂葉角回の障害に特徴的に出る。

第3節　パーキンソン病と脳血管障害性パーキンソニズム

1　パーキンソン病（原発性パーキンソン病）

パーキンソン病は、中年の男女にほぼ同率に発生し、徐々に進行する比較的数の多い変性疾患である。中脳黒質の神経細胞に変性を生じて起こる。臨床症状は以下のようである。

①安静時に指または頭に4〜5サイクルの振せんがあり、手指のそれは拇指

と人さし指のすり合わせるような形で、ちょうど丸薬をまるめるような形となる。

②筋固縮があり、これは筋トーヌスが亢進している状態で、前腕の屈曲に際して、ちょうど鉛の管を折りまげるような持続性の強い抵抗を感ずる。

③無動または寡動で、運動の開始と遂行にいちじるしい遅延を認める。患者に歩行を命ずると、第一歩がなかなか出ずに足が床に凍りついたように見えるときがある。また寝た位置から起きあがりベッドを降りて歩くように指示すると、靴をはいて第一歩を出すまできわめて長い時間を要する。上肢を使った動きも遅く、表情も乏しくなり、仮面様の顔貌を呈する。

その他に、

④立位時の特有の前屈姿勢をとり、歩き方が歩幅せまく小きざみ歩行となる（図15）。また歩行中に急に左右に曲がれない。

⑤眉間をたたくとかならずまばたき反射が起こる。

⑥軽度の起立性低血圧、便秘、膀胱障害などが高頻度に認められる。

⑦精神的に抑うつ症状が出るなどの症状がある。

パーキンソン病には、かなり優れた薬効をしめす薬物療法がある。発病から死亡まで10～15年とされるが、これより延長する可能性もある。現在、わが国では疾病構造の変化にともない脳卒中のなかでも、脳出血より脳梗塞が、そして脳梗塞のなかでも小血管の発作のくり返しで起こる多発性脳梗塞が増える傾向にある。そのうち脳血管障害により生ずる中枢神経内（とくに大脳基底核）の多発性脳梗塞により生ずる二次性パーキンソニズム（脳血管障害性パーキンソニズム）が重要視されつつある。

脳血管障害性パーキンソニズムとパーキンソン病とのちがいを表7に示す。

2　脳血管障害性パーキンソニズム

脳血管障害性パーキンソニズムの特徴は、パーキンソン病より高齢者に発症

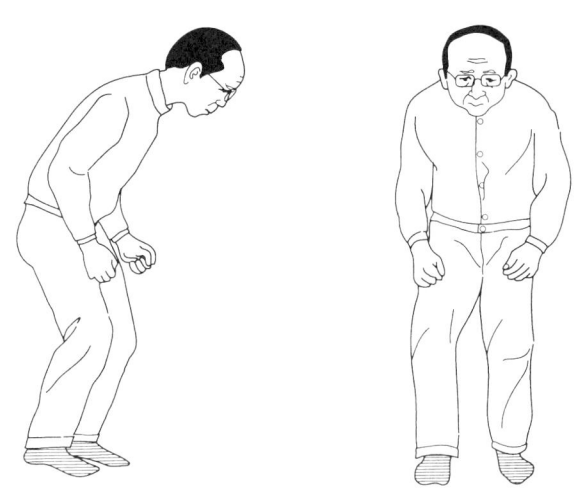

第2章　高齢者の運動機能障害をきたす主な疾病とそのimpairment　79

図15　パーキンソン病に見られる異常姿勢

表7　脳血管性パーキンソニズムとパーキンソン病とのちがい

	脳血管障害性パーキンソニズム	特発性パーキンソン病
発症年齢	60歳台後半	50〜60歳
進　　行	階段的増悪	緩徐症状・なだらかな増悪
振　せ　ん	ないことが多い	静止振せん（4〜6Hz）
筋トーヌス	痙縮か痙縮と固縮との共存で鉛管様、カタトニー、姿勢持続維持	固縮、とくに歯車様
動作緩徐	あり	あり
錐体路徴候*	あり	なし
仮性球麻痺*	あり	なし
痴　　呆	めだつ	めだたない
感情障害*	あり	なし
仮面様顔貌	あり	めだたない
失　　禁	あり	なし
脳の画像診断	複数の小梗塞巣が基底核などに散在	ほとんど異常なし
L・ドーパ投与	無効〜やや有効	有効〜著効
血　　圧	高血圧	低血圧〜正常血圧
全身の動脈硬化所見	末梢・眼底動脈硬化がめだつ	年齢相応
脳　　波	基礎律動徐波化	正　常

※印のついたところの症状はかならずしも全例に認められるわけではない。

し、過去に一過性脳虚血性発作あるいは頭痛、頭重感、めまい、眩暈発作やしびれなど軽微な脳卒中発作を疑わせる病歴があることが多い。パーキンソン病では、通常出現しない錐体路徴候、小脳症状や仮性球麻痺症状が主要徴候になっていることがある。ときにパーキンソン病との鑑別がむずかしい症例もある（場合により合併もありうる）。

脳血管障害性パーキンソニズムは、パーキンソン病に薬効をしめす薬物の効果が乏しいことが多い。また高血圧などの多臓器疾患の合併することも多い。しかも脳血管障害に投与される薬剤のなかには、長期投薬によって、脳血管障害性パーキンソニズムに似た薬剤性パーキンソニズムをひき起こすことが知られている。その意味で二次性パーキンソニズムは近年強く注目されるようになった。

3　パーキンソニズムの介護

原発性パーキンソン病は、運動意欲の欠如とうつ傾向をもっているが知的障害がないところから、規則正しい生活と規則的な歩行訓練を行いながら、本人にとっつきやすい趣味を見つけ、趣味グループへの参加をはかりながら生きがいを積極的に見つけ出していくことが大切となろう。血管障害性パーキンソニズムの介護は痴呆の介護に準ずる。

第4節　慢性関節リウマチ（RA）

1　症　　状

慢性関節リウマチは、高齢者の疾患といえないが、初発が若年であっても、その能力障害 disability がはっきりしてくるのが高齢なので、あえてここに記す。

慢性関節リウマチは、多発性の関節炎を主症状とする原因不明の慢性の全身

的疾患である。手や足の小さな関節あるいは肘、膝関節などの疼痛と腫脹をくり返し、次第に全身の関節を侵す。当初は滑膜炎であるが、軽快や増悪をくり返し、軟骨や骨が破壊されて関節の変形と関節運動制限などの機能障害を起こす。発病率は0.3〜0.5％で20〜50歳台に初発し女性が5倍多く発病する。リウマチは自己免疫疾患であるといわれ、種々の液相および細胞性の免疫異常が認められる。また家族内発生が多いことおよび一卵性双生児での一致率が高いことにより、その発症には、遺伝的要因が関与していると思われる。

①朝のこわばり：リウマチ患者は、朝起きるとき関節がこわばって動かしにくいことを訴える。これを morning stiffness という。指を動かしているうちに軽減してくる。

②罹患部位：手の近位指節間関節、あるいは中手骨指節間関節、あるいは手関節、足関節、足指などの末梢の関節に初発することが多いが、膝関節、肘関節などに初発することも少なくない。手指の遠位指節間関節が侵されることは稀。ＲＡの特徴の１つは、左右対称性に病変が発生することである。

③疼痛：多関節の疼痛と運動痛を訴える。自発痛は疼(うず)くような痛みであり、天候の影響をうける。四肢の関節についての疼痛を調べて点数化した疼痛関節数はリウマチ活動性の１つの指標である。

④関節腫脹：滑膜の増殖、関節包の肥厚にもとづく関節腫脹が現われる。手指では紡錘状を呈する。しばしば左右対称性に現われ、関節液貯留を認める。

⑤関節不安定性：関節の腫脹が持続すると、関節包や関節靱帯が弛緩するため、さらには関節軟骨および骨破壊のため関節不安定性が出現する。

⑥関節可動域制限：はじめは、疼痛に対する筋緊張のために関節運動が制限されるが、つづいて関節面の破壊と軟部組織の拘縮そして強直が生じるため強い関節可動域制限となる。

⑦肘および膝関節の屈曲変形：そして手指では中手骨指節間関節尺側偏位、

a. swan-neck 変形

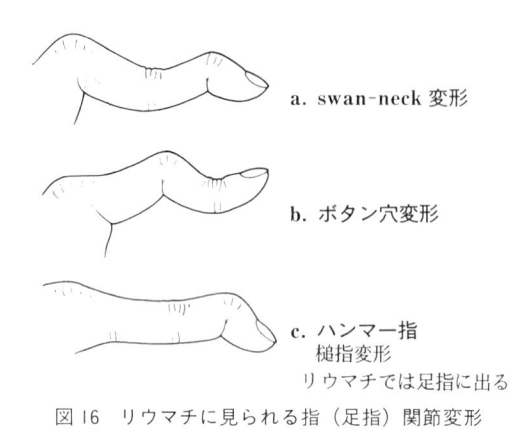

b. ボタン穴変形

c. ハンマー指
槌指変形
リウマチでは足指に出る

図16 リウマチに見られる指（足指）関節変形

スワンネック変形（Swan-neck変形）、ボタン穴変形。足指では開張足、外反拇趾、槌指変形（ハンマー指）が出てくる（図16）。

⑧握力低下：関節疼痛や筋肉萎縮のため、握力低下がでてくる。血圧計の水銀柱を20 mmHgまで上げ、ふくらませたゴム嚢を患者に握らせて測定する。片手で3回測定し、その最高値を記入する。ランズバリー活動指数を求めるときは3回測定し、左右の平均値を求める。

⑨レントゲン所見：所見としては、罹患関節の汎発性骨萎縮を初発症状として、しだいに関節裂隙狭少化、骨破壊が加わるが増殖性の骨変化が少ないのが特徴である。最終像としては骨性強直をもって終る。

⑩その他の関節外症状

ア）発熱

イ）腱鞘炎および腱断裂

ウ）リウマトイド結節

エ）貧血

オ）涙や口腔の乾燥症

カ）胸膜症および肺線維症

キ）環軸椎体間関節亜脱臼による脊髄症状

ク）顎関節破壊による開口困難および咀嚼困難

ケ）アミロイドーシス

コ）脾腫

サ) リンパ浮腫

2　慢性関節リウマチの介護

　リウマチ患者の介護の原則は、①疼痛を誘発したり、強めたりする肢位・姿勢・動作・活動をさける。②関節破壊や変形を助長する肢位・姿勢・動作・活動をさける。③安静と活動のバランスを考慮する。④心身のエネルギーの不必要な消耗を防ぐために人的・物的環境の整備・調整をする。

　リウマチ患者は、知的障害がなくて関節疼痛のひんぱんの招来による能力障害なので、自分の体の動かし方を本人自身が一番よく知っているのが特徴である。したがって身体的介護はなるべく行わずに、本人自身が動作完遂できるように、周囲環境または自助具を使って効率的に悪くても本人自身が行うのが原則である。リウマチ患者は女性に多いので、繊細な感性をもっていることが多い。ゆえにやむなく介護するときは、本人の意向・指示に従いゆっくり介助することが必要である。家事的な援助するときも本人の注文・指示を聞き、疑問があれば問いただす必要もある。また日頃より患者の家族にリウマチという病気に対する理解を深めてもらい、家庭生活が無理なく長つづきできるよう協力の習慣をつけてもらうことも大切である。患者はややもすれば孤立するか、うつ傾向になることが多い。女性に多く知能も高いという特性から、なるべく高級な趣味（編物、刺繡、彫刻、絵画、短歌、詩、文学など）のグループや、RA患者団体等に参加して、友人を多くもつことが必要である。その際に必要となる自助具等も面倒がらず相談にのり、専門家（作業療法士）に作ってもらうことも大切である。

第5節　筋萎縮性側索硬化症（ALS）

　30～50歳の男性に多発する。1次運動ニューロンと2次運動ニューロンの障

害による麻痺症状をしめす。初発症状は手掌にある小手筋群の麻痺による筋萎縮で、初期より罹患筋での筋線維性れんしゅく（ピクピクした病的な震え）が起こる。筋萎縮は左右対称で次第に手から腕、肩甲と広がり、背部・胸腹部までに及ぶ。末期には呼吸障害を起こしてくる。また構語障害、嚥下障害、舌萎縮を示す球症状は経過中に必発する。球症状は初期には皮質脊髄路の両側性障害によって起こる仮性球麻痺として現われてくるが、末期には真性の球麻痺（延髄侵襲による麻痺）を示してくる。しかし感覚障害、膀胱直腸障害、眼症状は通常見られず褥創の合併も少ない。多くは5年以内で呼吸合併症で死亡する。

　この疾患は、多くは医療の範囲内で取り扱われることと思うが、ときに介護を要請されるかも知れない。その場合の介護は筋ジストロフィー症の介護に準ずる。

第3章　痴　　呆

　介護に絶大な苦労がともなう痴呆の医学的説明を加える前に、ひとこと解説を加えておく。この impairment に対しては、要介護認定は、たとえ運動機能障害がなくても impairment そのものが確認されれば、ランク付けに相当の考慮が払われてしかるべきかと思われる。と同時にこの impairment は病態が多彩で、介護に苦労が多いということに目を奪われて、じつは医療を必要とする状態、および医療によって状態の改善が望める病態を見落とす可能性があることを指摘しておきたい。それゆえ介護にあたる者は医療との連携を密にする必要がある。そして医療側には、この疾患に対してより関心がもたれることを切望する。

第1節　総　　論

　痴呆とは、いちど獲得された知的能力が、後天的に生じた脳の器質的損傷により、慢性、持続性ときに進行性に低下した状態をさす。
　その中核症状は、記憶、記銘力の障害、見当識の障害、判断の障害等の、①知的障害であるが、その周辺症状としては、②感情の障害としての不安、焦燥、うつ状態、躁状態、多幸、③意欲の障害として意欲低下、自発性低下、意欲亢進、④行動障害として徘徊、不潔行為、過食、異食、収集癖、攻撃的行為、自傷行為、自殺企図、弄火、異常性行動、⑤精神症状としての幻覚、妄想、作話、ときにせん妄など多彩である。
　知的障害の基準としては、知的障害により仕事、日常の社会的活動、または他人との人間関係がいちじるしく障害されるということであるが、多くは周囲に対する興味の減退、意欲の減退、集中力の低下として始まり、次第に物事の理解、合理的な思考、記憶、行動の異常として明らかとなり、対人関係の障害となってくる。初期には判断がつかないことが多いが、過去のその人の学業、日常の仕事、人柄、仕事の成績等と現在の状態を細かく比較することで判断がつく。
　痴呆の重症度としては、①軽症：仕事や社会生活は明らかに障害されているが、独立して生活する能力は残っている。身の回りの始末も十分にでき、判断も比較的損われていない。②中等度：独立して生活することは危険で、かなりの程度監督が必要である。③重症：日常の活動性は非常に障害されており、たえず監督が必要である。最低の身の回りの始末ができずひどい滅裂または緘黙。④最重症では、無言・無反応、両便失禁となり栄養失調も加わり、寝たきり状態となる。
　ここで大切なのは老人ボケと痴呆との鑑別で、痴呆はあくまでも病的な脳の

老化であり、ボケは生理的な脳の老化で、老人ボケは記銘力の低下では、痴呆と同じであるが、いくらボケても見当識が失われていないというところで痴呆とちがってくる。しかしボケでも進行に従って日常生活能力の低下、軽い逸脱行為は出てくる。

　ア）痴呆の記憶力の低下は進行すると、物の置き忘れ、しまい忘れが激しくなり、食事したことも忘れ、食べた後すぐに要求したりする。いちじるしい記憶力（記銘力）の低下は、物盗られ妄想や、食事をたべさせてもらえないという被害妄想発生の一つの基盤になっている。古い記憶も現在と近いほうから失われていき、配偶者の名前も自分の姓も忘れ、女性の人など結婚前の姓を名乗るなど中核的なわずかに残った記憶だけで生きていることになる。

　イ）見当識の障害は、よく通いなれた道で迷子になったり、病棟で自室や便所がわからなくなってしまう。自宅にいるのにもかかわらず「家に帰ろう」と言い出したりする。

　ウ）感情の障害については、痴呆の初期には不安の増大が見られる。患者は自己の行動についての自信を失い、失敗を恐れて不安に陥る。たびたび同じ質問を家族にくり返し、依存的な行動をとる。判断・記憶の障害と不安が結びつくと、物盗られ妄想に見られるような被害妄想的観念が出現する。自己の身体に狭く関心が集中すると、不安にともない心気的傾向が出やすくなる。しかし痴呆の進行とともに、多幸と感覚鈍麻などが中心となり、不安はめだたなくなる。

　エ）痴呆性疾患の経過中には、約50％にうつ状態を経過するといわれる。抑うつの病相は初期の病相にあり、軽症のときは抑うつの状態はうつ病と区別がつかないが、進行とともにそのうつ病像は非定型化し、抑うつ感、悲哀感は目立たなくなり、不安、不機嫌、心気的傾向が前面にたって、他の病像と混在化していく。ここで重要なのは、高齢者の場合にうつ病性仮性痴呆との鑑別でそれを表8に示す。仮性痴呆は「機能的精神疾患に見られる痴呆様状態で回復

可能なもの」で治療によりうつ病の改善とともに痴呆状態は消失する。ただし痴呆におけるうつ状態にも抗うつ剤投与は有効である。

オ）痴呆にともなう多幸は、一見躁状態に似ている爽快気分に似ているが、その多幸感情は躁患者に見られる生命力によって裏づけられた生き生きとした力強さがなく、現実離れで空虚さが目立つ。人格障害・知的水準の低下とあいまって、現実吟味能力に欠陥を生じ、当然心配し配慮しなければならない状況下でも、深刻さに欠けへらへら笑っているような感情性の異常としての多幸である。

カ）精神障害としての妄想は、約50％に見られ、妄想内容は自分の所有物が盗られるという被害妄想として物盗られ妄想がいちばん多い。また妄想というより、その確信性に欠ける浮動性から作話といった方がより適切な場合がある。

キ）行動の異常は、高度痴呆の場合、約50％に見られる。

その内容は、徘徊、不潔行為、過食、異食、収集癖、攻撃的行為、自傷行為、自殺企図、弄火、異常性行動等じつに多彩である。その多彩性のゆえにここでは細かく記述しない。徘徊一つをとっても、その徘徊をきたす要因はじつに多くある。表9に示しておいたので推察してもらいたい。

夜間のせん妄の場合は軽度の意識障害が存在している可能性がある。（医療介入必要の可能性）軽度の意識障害は時間の経過によって動揺するので、その

表8　うつ病性仮性痴呆と痴呆との違い

	仮性痴呆	痴呆
発　　症	うつ病が知能障害に先行する	知能障害で始まる
症　　状	記憶障害、知能障害を過剰に訴える	過小評価ないし否認
外　　観	生気乏しく、抑うつ的	無関心で無欲的
質問に対する反応	ゆっくり「わかりません」と答える	なげやり、回避的で破局反応あり
知能テスト	記憶に限局した障害、ときに見当識障害を伴う	知能全般の障害
アミタール面接	改善する	増悪する

表9　徘徊を現わす要因

①記憶障害による誤認から不安
②見当識障害による状況認識の低下による場合
③幻覚や妄想による不安 ｛興奮状態を呈して徘徊する／被害妄想が多い｝
④身体状況によるもの―空腹状態、痛み、瘙痒、便秘などの不安
⑤欲求の現われ―誰かに逢いたい、食物探し、トイレを求める
⑥漠然とした不安感　落ちつかない気分、自分の居場所を何となく求めて歩く
⑦環境に対する不安　不平、不満、違和感など―新しい環境に慣れにくい
⑧過去の生活の中に生きている、過去と現在と混同・錯綜による心理的当惑と混乱から徘徊する

文献　十束友朗、沼倉整一；痴呆の症候、問題行動（徘徊）老年期痴呆；10巻、301～305頁。

ような症状を見たならば、身体症状があるかないかを医師に見せて厳重にチェックした後、昼間での訓練の導入・運動の促しが必要になる。

第2節　各　論

1　アルツハイマー病

40～60歳代に発病し、男性に比し女性に多い。初期には、記銘力障害や作業能力の低下を示す。一般に病感が保たれていて、検査場面で答えに窮して困惑し能力の低下を嘆く。人格崩壊は少なく、礼節は保たれていて比較的自然な対人反応を示す。

痴呆の進行にともなって不安、焦燥や多動、あるいは無関心、無欲状態などの感情障害を呈するようになる。しだいに側頭―頭頂葉の局所症状が前景化して、視空間失認、健忘失語、失行、失書、失算なども示す。視空間失認は比較的早期から現われ、道に迷い、自宅で部屋を間違え扉を開けて部屋の外へ出ることもできなくなる。また家族のみならず、自分も見分けができなくなり鏡に

映った自己の姿に話しかける（鏡症状）などする。語健忘が顕著で痴呆の進行につれて増強する。ついで錐体外路症状が現われ、患者の3分の2はパーキンソニズムに似た前屈姿勢、小また歩行、筋緊張増加、振せんを示す。てんかん発作を起こすことも稀でない。片麻痺を生ずることもある。

このころには人格崩壊が高度となり、視界に入る物体をいちいち触れて確かめ、また口に入れたりする。失禁が始まり、寝たきり状態になると吸引反射や把握反射などの原始反射を示す。進行はおそく、全経過5～15年で死亡する。

2　老年痴呆

70歳以上の高齢者に多発し、女性に多い。知らぬ間に症状が進行していて、発症の時期を正確にたどれないことが多い。環境変化や配偶者の死など心理的ストレスを機に、症状が顕在化または増悪する。

初期には記銘力障害と人格変化を示す。次第に記憶障害は全般にわたり、時間や場所の失見当を呈する。家を新築または転居したのを忘れ、自宅にいながら「家に帰る」と主張し、外に出て道に迷う（徘徊）。ついで肉親や配偶者の名前を忘れ、人物を誤認するようになる。常識を失い人格は荒廃して無関心、無欲となる。知人や親族に愛情を示さず、社会慣習を失って欲望のおもむくままに盗みを働き、孫のおやつを取ってたべ、道端で放尿したりする。紙屑や空カンを拾い集め、火をもて遊ぶなどの異常行動もみられる。

その他自分の持物を忘れ「嫁に取られた」といいはるなど、単純な内容の被害妄想を示すこともある。睡眠障害を生じて夜間不穏やせん妄を呈することもある。

失禁が始まるころには痴呆が高度となり、それと平行して身体的衰弱をきたす。進行すると健忘失語、着衣失行、視空間失認が現われるのも知られている。漸進性、進行性の経過をたどり、平均して4～5年で死にいたる。

病理的には、アルツハイマー病と老年痴呆とは、所見が一致する。ただし病

変の程度や分布にちがいがある（病変の程度はやや強い）。

3 脳血管性痴呆（動脈硬化性痴呆）

60〜70歳代に発病するものが多い。女性に比し男性に多いのも特徴的である。発症前に高血圧、脳動脈硬化、心臓疾患や糖尿病に罹患している人に多い。

頭痛、めまい、失神などの愁訴、軽い記憶障害や抑うつ状態を示したのちに、脳卒中発作をもって急性に発症する急性発症型と一過性脳虚血発作を示しながら痴呆が進行する緩徐進行型とがある。

臨床症状から見ると、脳血管性痴呆は精神機能がまだら状に侵されるのを特徴とし、高度の記憶障害とくに近時記憶障害（記銘力障害）や時間や場所の見当識障害を呈しているにもかかわらず、過去に習い憶えた知識は比較的残存しており、それにもとづく判断力は驚くほど保たれている。全般的知能低下があっても、社会慣習や日常習慣はよく保持されていて、他人に会って挨拶をかわしたり、親愛の情を示すこともできる。このように人格の基本的部分や病識は末期にいたるまで残されていることが多い。そのため能力低下の自覚によって不安や抑うつ状態に陥ることがある。妄想や幻覚を生ずることも少なくない。軽い性格変化が起こり、頑固でわがままになったり、心気的猜疑的になったりするが、性格が一変してしまうことはない。あくまでも病前性格の尖鋭化の範囲にとどまる。感情は変動しやすく、泣いたり笑ったり、ときに怒りを爆発させたりする（感情失禁）。精神症状は日ごとにあるいは一日のうちでも時間を追って小刻みに変動する。極端な場合には、意識障害に移行し、とくに夜間に増悪する傾向が顕著である（夜間せん妄）。痴呆症状に加えてさまざまな神経症状や神経心理学的症状を合併するのも脳血管性痴呆の特徴である。片麻痺や構音障害などの他にしばしばパーキンソニズムをともなうこともある。さらに失語、失行、そして失認もひんぱんに見られる。ときにてんかんを起こす者も

いる。

　脳血管性痴呆を特徴づけるもう一つの所見は、その特有な経過にある。急性発症型も漸進型も新たな脳梗塞が発生するたびに、精神症状の変動を示しつつ、痴呆は段階状に増悪する。末期には、外界に対する反応もいちじるしく低下し、終日嗜眠状態を示す。仮眠痴呆あるいは植物状態に陥る。痴呆が始まってから死亡するまでの平均生存期間は4〜5年とされる。

4　正常圧水頭症

　本症は早期に発見して手術を行えば、痴呆が改善するので有名、また早期に神経因性の膀胱障害（失禁）をきたすので、泌尿器科医が早期発見することがある。正常圧水頭症の多くは、くも膜下出血、頭部外傷に起因するが原因不明のものもある。

　臨床的には、60〜70歳代の高齢者に多い。進行が早く数週から数カ月で典型的な臨床像を示す。初期から記憶障害を呈し、進行するにつれてコルサコフ症候群を示す。しだいに精神活動および運動の遅延化、思考の渋滞にともなう無欲状態に陥る。歩行が不安定となり大股でゆっくり歩き、ついで起立困難から寝たきり状態に移行する。

　この疾患は尿失禁が必発するが、大便の失禁は稀である。早期に発見して治療（V-Pシャント手術）を施せば、上記の症状は改善する。

　放置すると、数カ月後には昏睡に陥り、死の転帰をとるか、不可逆性の痴呆や神経症状を残して固定する。

　また、この症状と同じく早期の手術により改善する慢性硬膜下血腫がある。

　痴呆の一部には、わずかではあるがこのように医療的改善があるものがあるので注意が必要である。

第4章　高齢者の身体的特性、とくに疾病とのかかわりについて

第1節　要介護高齢者の増加

ここで、要介護の高齢者が最近増えてきた理由について簡単に記載する。

①その1つは高齢者の人口の増加で、日本人の平均寿命が、この50年間で20歳前後伸びた事実による。1950年（昭和25年）の男性の平均寿命は58歳、女性のそれは61.5歳であったが、1994年（平成5年）の男性の平均寿命は76.6歳、女性のそれは83.0歳である。65歳以上の高齢者の全人口に占める割合は、平成5年に14％以上を占め、明らかに高齢化社会にはいった（12％以上の高齢者がいる社会を高齢化社会と呼ぶ）。現在は1900万人以上の高齢者が日本国内で生活している。このままいくと2020年には、日本の高齢者比率は25％以上がみこまれている。

②その理由の2つ目は、高齢者は有病率が高い。高齢者の約半分は病気をもっていて、なんらかの理由で病院に通院している。さらに高齢者は多臓器が侵されやすく、病気そのものが複合疾患になりやすい特徴がある。さらにその病因に対する身体的反応も、一般成人と異なり悪化の方向へ推移しやすく、最終的には寝たきり状態になる。

平成5年の寝たきり高齢者の数は90万人と推計されている。

また痴呆をもっている高齢者は約10万人と推計されている。

③その理由の3番目は、現代の高齢者は孤立化しやすいという事実がある。平成5年にはひとり暮しの高齢者の数は211万人に達した。その要因としては、日本の核家族現象（家族関係において、親子関係よりも夫婦関係の方が絆

が強くなっている）がある。未婚世帯の増加現象も見逃せない。

　高齢者の精神面を見ると、昔は、高齢者のもつ識見、知識、経験は大変高いものとして社会のなかで尊重され、長老としての位置を占めていたが、20世紀の急速な技術革新は、彼らの存在を陳腐なものとし、さらに子や孫の方が親よりも高学歴のことが多く、高齢者が精神的孤立を味わうことが多くなっている。また農業のような一次産業就労者の減少という産業構造の変化もこの孤立化に拍車をかけている。

　この章では、老年医学から見た高齢者の身体的特性ということと、障害予防または増悪防止という見地から見た高血圧、高脂血症、糖尿病についての簡単な記述とさらに寝たきり老人に見られる廃用性症候群にまつわる医学的トピックスについて記述する。

　ここで高齢者とは65歳以上の人を指し、それをさらに前期高齢者（65〜75歳）、後期高齢者（75〜84歳）、超高齢者（85歳以上）と分ける。

第2節　老年医学の観点から

　①1人で多くの疾患をもっている（多臓器疾患を有する）。

　高齢者になればなるほど、1人で有する疾患が多くなる傾向がある。その際、それぞれの複数の病態や疾病が互いに関連することもあり、また無関係のこともある。高齢者については、医師はなにが将来起こるか予想がつけられないことが多く、外来等では注意深く診察することが大切となる。複数の疾病があれば、それだけ複数の治療を受けることになる（投薬も複数となり過剰投薬の傾向になりやすい）。

　②個人差が大きい。

　一般にヒトは年をとればとるほど個人差が大きくなる。年をとっても生理機能の面で、成人と変らない高齢者もありうる。したがって高齢者という一定の

規準枠での配慮が成立しない。しっかり現況の把握が大切である。

③症状が非定型的である（食欲不振症状のもつ意味の重大性）。

同じ疾患に罹患しても、高齢者は成人と異なった症状を呈することも多く、一般の医学書で記載されているような定型的症状を示さないことが多い。とくに重篤な病態でも、期待されている症状が出ないことがある。それゆえ食欲不振、意識障害の症状は重大視する必要がでてくる（こういう形で初発することが多い）。

④水・電解質代謝異常を起こしやすい（脱水状態になりやすい）。

高齢者では、細胞内水分が減少しており、さらに水分が欠乏しても渇きを訴えることが少ないので脱水状態になりやすい。脱水は脱循環障害による意識障害や非ケトン性高浸透圧性の糖尿病性昏睡を招来する。高齢者ではもともと体内総カリウム量が減少しており、嘔吐、下痢、利尿剤投与とおよびステロイド剤投与により低カリウム血症を起こす。肺癌、胃癌、骨髄腫などがあると高カルシウム血症を認めることもある。

⑤薬剤に対する反応が成人と異なっている。

高齢者では、腎機能、肝機能が低下している人が多く、薬物の吸収、代謝、解毒、排泄が若い人と異なっている。薬用量について問題があり、高齢者では若年者と同じ体重でも不活性の脂肪組織が多いため、若い人と同じ量を投与すると過剰になる危険がある。また腎からの排泄が悪いため蓄積しやすく意外な副作用を招来することが多い。高齢者には薬剤の副作用が高率に現われるが、その現われ方が医師も困惑するほど微妙な形で現われる。そういう場合、医師は一時投薬を中止して経過をみざるを得ない。要するに薬剤に対する反応は、高齢者は成人と異なる。

⑥生体防禦力が低下していて疾患が癒りにくい。

高齢者では免疫機能が低下している。外来性抗原に対する抗体産生能は高齢者では低下している。その一方抗核抗体やリウマトイド因子等の自己抗体の出

現率が高くなる（すなわち慢性関節リウマチ等では増悪する）。高齢者では、感染症の罹患頻度が増し、とくに肺炎による死亡が多い。その原因としては、免疫機能の低下とともに、咳反射、嚥下反射の低下等にもとづく生体防禦機能の低下も関与している。

⑦高齢者では老年病および老年症候群の発症頻度が高くなる。一般に老年病は高齢者に多発し高齢者に比較的特有な疾患（アルツハイマー型老年期疾呆、骨粗しょう症、白内障等）で高齢者に多発する。さらに75歳以上の後期高齢者においては、老年症候群が高率に認められるようになる。

老年症候群とは、老化の進行にともなって身体および精神機能の低下した高齢者に特有なさまざまな症状や障害が複合した形で現われる。すなわち、痴呆、せん妄、転倒、失禁、褥創、寝たきり、脱水、低栄養、薬剤の誤用による医原性疾患等である。これらに対しては、その複雑な原因解明の研究が適切に行われる必要とともに、これら病態をあらかじめ防ぐ意味での予防対策と生活指導が大切となる。

⑧患者の予後が医療のみならず社会的環境により大きく影響される。患者の予後が家族構成および家族のものの考え方により大きく左右される。とくに高齢者を取りまく社会的環境は年ごとに悪化していく現状は否定できない。

第3節　高齢者の重大疾患をきたす3大リスク

1　高血圧症

高齢者の高血圧症は、脳血管障害、冠動脈性疾患など動脈硬化性疾患のもっとも重要な危険因子の一つである。したがって高齢者の高血圧症においても、単に血圧値の適正化のみならず、臓器合併症の回避、再発予防が目標となる。

高血圧症は、収縮期血圧140 mmHg以下、拡張期血圧90 mmHg以下を正常とし、軽度高血圧（grade 1）は収縮期血圧を140〜159 mmHg、拡張期血

圧を 90〜99 mmHg とし、そのうち境界域血圧を 140〜149 mmHg、拡張期血圧を 90〜94 mmHg とする。

中等度高血圧（grade 2）は収縮期血圧 160〜179 mmHg、拡張期血圧を 100〜109 mmHg とする。重症高血圧（grade 3）は、収縮期血圧 180 mmHg、拡張期血圧を 110 mmHg とする。

高血圧症は高血圧症以外の危険因子をもつ場合は、より低い血圧から高度のリスクをもつと考えられている。とくに糖尿病をもつ場合は軽症高血圧であっても、高度のリスクをもつと考えられる。また虚血性心疾患、腎機能障害がある場合は、高血圧がなくても、それだけできわめて高度のリスクをもつことになる。

他の危険因子をもたない場合、中等度高血圧症が中等度のリスク、重症高血圧が高度のリスクをもつことになる。

高血圧の治療指針は、このリスクの程度（高血圧の程度でない）を低いリスク、中等度リスク、高度リスク、きわめて高いリスクに分けて治療することを勧告している。

高度リスク、きわめて高度のリスクは無条件に薬物療法開始＋生活様式の改善となる。

中等度リスクは、生活様式の改善を 3〜6 カ月行い、血圧をモニターしながら危険因子を再評価し、その時点で収縮期血圧を 140 mmHg 以上、または拡張期血圧 90 mmHg であれば、薬物療法開始となる。それ以外では、生活様式の改善をはかりながら血圧モニターを最低 6 カ月ごとを必要とする。低いリスクの場合は生活様式の改善を 6〜12 カ月ごと計りながら、12 カ月後、危険因子を再チェックする。収縮期血圧 150 mmHg 以上または拡張期血圧 95 mmHg 以上であれば薬物療法の対象となる。収縮期血圧 150 mmHg 未満かつ拡張血圧が 95 mmHg 未満であれば、継続して血圧をモニターする。当然生活様式の改善は続行する。

食事療法については、軽度の減塩7〜8 gr/日で約20%、中等度の3〜5 gr/日で40%の血圧低下が血圧の高い群に見られたという。

日本では8〜10 gr/日の減塩は、ほとんどの人が無理なく行えるが、8〜7 gr/日となるとかなり努力を要する。過度の体重も減少させる必要がある。大筋群を動員する運動を1週間2〜3回程度、30分から60分行うとよい。

2 高脂血症

高齢者における高脂血症は、高脂血症以外の危険因子がない場合には、低比重コレステロール140 mg/dl〜159 mg/dl、または中性脂肪220 mg/dl以上の人は生活指導および食事療法が適用となる。さらに低比重コレステロール160 mg/dl以上および中性脂肪220 mg/dl以下に下げるべく、薬物療法の対象となる。

また心臓の冠状動脈疾患がなくて、他の危険因子、年齢男性45歳以上、女性閉経後、冠動脈疾患の家族歴あり、喫煙習慣あり、高血圧収縮期血圧140 mmHg以上、および拡張期血圧90 mmHg以上、肥満（BMで26.4以上）、耐糖能異常が左右する場合は低比重コレステロール120〜139 mg/dl、または中性脂肪200 mg/dl以上が生活指導および食事療法が適用となり、低比重コレステロール140 mg/dl、中性脂肪220 mg/dl以上が薬物療法の対象となる。

また心臓の冠動脈疾患が存在する場合は低比重コレステロール100 mg/dl〜119 mg/dl、および中性脂肪180 mg/dl以上が生活指導および食事療法の適用となり、さらに低比重コレステロール120 mg/dl以上、中性脂肪200 mg/dl以上が薬物療法の対象となる。

食事療法については、医師からの検査データにもとづいた指導による。簡単にいうと血清中低比重コレステロールが多いと低コレステロール食＋カロリー制限食となり、中性脂肪が多い場合は、カロリー制限＋アルコール制限＋糖質制限＋脂肪制限になる。

食事療法による観察は6カ月行う。食事療法により検査値のデータの改善は確実に認められている。また80歳以上の人の高脂血症はなるべく薬物を使わないで治療すべきである。

3 糖 尿 病

糖尿病は、血糖値を下げる働きをするインスリン作用の欠陥、または減弱した状態をさす。すなわち高血糖がある。

糖尿病には若年に発症するところのインスリン依存型糖尿病と中年以降に発症する非依存型糖尿病の大きな二つの型があるが、若年型は5％以下で、成人型が90％以上なので、ふつうわれわれが糖尿病という場合は成人型をさしている。成人型は40歳以降に発症し、多くは肥満体であり、若年型に比べてケトアシドーシス（いわゆる重症化）になりにくいタイプである。ブドウ糖に対する膵臓ベータ細胞のインスリン反応は明らかに遅延しているが、血中インスリン濃度はそれほど欠乏していない（若年型糖尿病とちがうところ）。

高齢者ではインスリンの主たる末梢標的組織である筋肉組織が減少し、逆に体脂肪、とくに内臓脂肪が増加しており、加えて運動量の低下がインスリン作用を低下させているものと考えられる。軽症では自覚症状がまったくない場合もあるが、高血糖により尿糖排泄が行われるので、これにともない多尿、頻尿が起こる。このため脱水となるので、口渇そして多飲となる。またグルコースの利用の低下が起こるため倦怠感が現われ、易疲労となる。また摂取された栄養素はエネルギー源とならず尿糖として排泄されるので多食となる。

糖尿病の大きな問題点は、重大合併症をひき起こすことにある。とくに大きい問題は、脳血管障害が非糖尿病患者の4倍以上の高率で発生する。また糖尿病性腎症は、糖尿病の死因としていちばん重大なものである。この原因は腎内の微小血管の血管症が起こることによる。したがって腎透析患者の糖尿病管理（食生活管理）は厳重に行う必要がある。糖尿病は微小血管の血管症が発生し

やすくなるので、当然他と比べ冠動脈硬化症、末梢性閉塞性動脈病変も起こしやすい。末梢動脈閉塞性疾患を起こすと、たとえば下肢では末梢の組織の壊死を起こし切断の対象となる。また感染症にかかりやすくなり、いったん感染すると難治性になるのも特徴の1つである。

糖尿病の3大合併症は、①糖尿病性ニューロパチー、②糖尿病性腎症、③糖尿病性網膜症であるが、②についてここでふれたが、①③については第Ⅳ部第3章の特定疾患のところでふれるので参照されたい。

糖尿病患者では薬剤使用の有無にかかわらず食事療法を行う。これは摂取カロリーを少なくすることにより直接的に、また肥満の除去によって間接的にインスリン需要を低下させるためである。食事療法の原則はカロリーを必要最低量に制限し、そのなかでの各栄養素のバランスを保つことである。各患者の必要カロリーは標準体重に労働力に応じた単位体重あたりの必要カロリー係数を乗じて算出する。合併症のない糖尿病患者に安静は不要で、適度の運動は血糖を低下させ代謝を改善する。食後1～2時間の間に、軽度の持続的な運動を規則的に行うのが好ましい。

一般に糖尿病は空腹時血糖 120 mg/dl 以上、糖負荷後2時間値 180 mg/dl 以上で治療的対象となるが、高齢者はむしろ血糖値を高めに設定しておいた方が、薬剤による遷延性低血糖を避ける意味においてよいと思われる。

第4節　廃用性症候群について（いわゆる寝たきり症候群について）

廃用性症候群は、他に低運動性症候群とも呼ばれ、過度の安静によってひき起こされる。下記に対策を主としてのべる。

1　関節拘縮

これは関節可動域の減少した状態をいい、多くは関節周辺の軟部組織の病的

状態によって起こる。

　対策としては、発病早期よりの関節運動範囲訓練であるが、意識障害があるときは、ベッド安静時から他動的に関節運動範囲訓練を行う必要がある。この時期は医療管理の時期にあたるため、施行者は医師または看護婦または経験のある理学療法士になるだろう。また仮性痴呆状態または軽い意識障害がある場合は、他動的関節運動範囲訓練よりも斜面台を使った方が下肢に対しては効果的である。ただ起立訓練はそれに先行しての坐位訓練を必要とするので、正しくは早期起坐訓練といった方がよいのかも知れない。上肢に対しても、もちろん他動的関節運動範囲訓練を必要とする。ただし意識障害や関節浮腫がある場合は正常の関節運動範囲の2分の1程度にとどめ激しく動かさない（愛護的他動関節運動[15]）。異所性化骨や関節亜脱臼を防ぐためである。

　脳卒中後に起こる肩関節痛および拘縮の対策としては、発病初期から肩甲帯後退および上肢の過度外旋および過度外転を防ぐための肩あて、胸あて、上肢あて等の工夫が大切となる。また早期からの関節運動範囲の確保および坐位姿勢での上肢懸垂装具の使用が大切となる。肩関節を動かすときは愛護的他動関節運動とする。

2　廃用性筋萎縮

　廃用性筋萎縮はもともと整形外科治療で、骨折時にギプスをかけたとき、過度安静により健側肢および患側肢に起こる筋萎縮にともなう筋力低下をさす。ギプス固定等による絶対安静では患側肢の筋力低下は10～15％低下するといわれる。この場合ギプスをかけた肢には等尺性運動訓練、健側肢には等張性運動訓練または抵抗運動訓練を行う。一方筋力低下は宇宙飛行等の無重力状態でも発生するので、筋力低下を防ぐためには、患者を抗重力環境におくことも意義がある。とくに体幹等では、坐位姿勢、立位姿勢をとる意味もそこにある。おそらくは全身的循環動態の変化も関与するであろう。したがっていかなる場

合にも早期離床の概念がリハビリテーション上重要である。すなわち寝たきり状態は、いかなる場合にもリハビリテーション上不可である。

3 廃用性骨萎縮

安静により骨に対する機械的刺激、重力刺激が減少すると、尿中のカルシウム排泄量が増え体の中にある骨の骨量が減る。また動かないことにより骨量吸収率が骨量産生率を上回わることにより、骨粗しょう状態を悪化させる。それにより室内等でのなんでもない転倒でも、大腿骨頚部骨折の危険性を高める。いったん大腿骨頚部骨折を起こすと患者はより低運動状態をとりがちとなり、生きる意欲の消失とつながって死の危険性をはらむ。対策は上記筋萎縮への対策と同じであるが、歩行訓練の重要性を指摘しておきたい。この際、転倒の危険があるので、厳重な監視または介助と動きすぎない歩行器の使用なども考慮する。

4 異所性化骨

他動運動に際して適切な愛護的訓練が大切。とくに関節周囲に出血を生じさせるような暴力的または強力な運動訓練を行ってはならない。また手術後の出血吸収が完了しない時期での他動訓練は禁忌である。

5 腰背部筋痛

原因があるものは原因に対しての治療対策を行う。ただ臥床等によって生じた腰背筋痛に対しては、腰痛体操（図17）等も大切である。適切な薬剤投与（鎮痛・温熱療法）下においての訓練・運動等が考えられる。

6 起立性低血圧

急激な坐位、起立位をさけ、緩徐な起坐位（バックレスト角度を低角度から

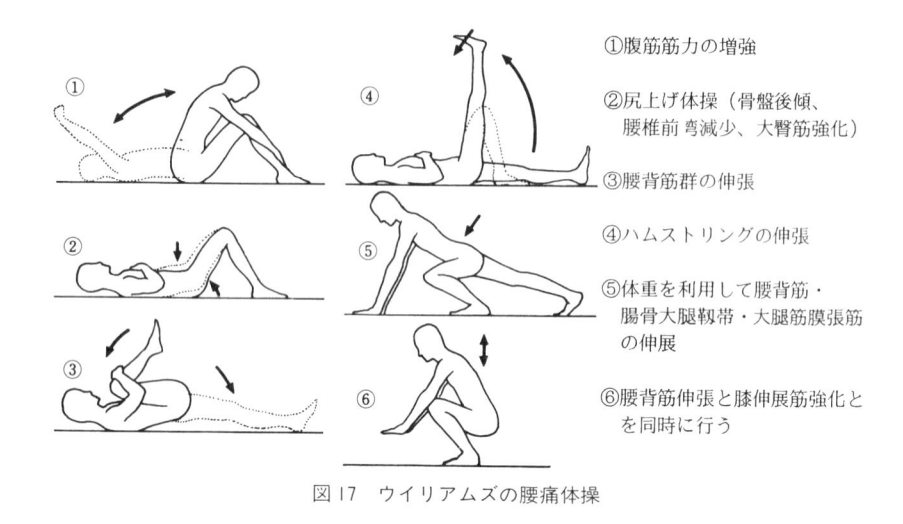

① 腹筋筋力の増強
② 尻上げ体操（骨盤後傾、腰椎前弯減少、大臀筋強化）
③ 腰背筋群の伸張
④ ハムストリングの伸張
⑤ 体重を利用して腰背筋・腸骨大腿靱帯・大腿筋膜張筋の伸展
⑥ 腰背筋伸張と膝伸展筋強化とを同時に行う

図17　ウイリアムズの腰痛体操

徐々に高角度にあげる）、起立位（斜面台を低角度から徐々に高角度にもっていく。決して無理をしない）にもっていく。すなわち少しずつ高度の抗重力姿勢に慣らすことが大切。

7　深部静脈血栓症

下肢の深部静脈血栓症は下肢の腫脹、浮腫、発赤、疼痛などをひき起こす。これらの症状があるときに不用意に歩いたりすると、下肢静脈内に血栓が剝がれて、肺動脈に塞栓を起こし、致命的になることがある。したがって歩行する前に、ベッド上臥位で下肢運動を行って下肢のうっ血状態をとって起立、歩行する必要がある。早期離床といってもこの原則は忘れてはならない。

8　沈下性肺炎

この状態は絶対安静にして、体を水平位不動にしているときに起こりやすいので、痛み、疲労等があっても、他動的にギャッジベッド等を使って、ベッド

を傾斜位にとらせる必要がある。また栄養不良、去痰不良でも起こるので健康状態にも気をつけるべきである。

9 褥創

褥創は、脊髄損傷などのように、知覚脱失と運動麻痺とが合併した際に好発するといわれる。褥創は生じるときは、比較的短時間で（一日のうちに）現われ、治療に抵抗し、進行し、難治性の潰瘍、骨感染までひき起こしやすい。それゆえ予防が大切となり、介護者は介護する人の身体に注意深い観察が要求される。

脳血管損傷の場合には、知覚障害をともなう四肢麻痺の重度運動機能障害者——臥床する機会の多い人に発生する。その発生要因の最大のものは、持続性の圧迫が局所的に加わることによる。好発部位は、背臥位で寝ている人には、仙骨部、または踵骨部、まれに肩甲骨、後頭骨、脊椎棘突起部に、車いすに長い時間坐っている人には、坐骨結節部に、側臥位で長い時間寝ている人には、大転子部や足部内踝・外踝部に発生する。

褥創の重症度をⅠ～Ⅶ度までに表示すると、Ⅰ度は局部の発赤のみのもの、Ⅱ度は皮膚の発赤に加えて腫脹、硬結、びらん、水泡形成等皮膚表皮の変化があり、いわゆる創を生じたもの、Ⅲ度になればその皮膚表層の変化に感染が加わり皮膚壊死が生じ皮下脂肪が見える状態になったもの、さらに壊死状態が皮下脂肪に及びそれらを溶解させて、筋膜層に達したものをⅣ度とする。そしてさらに筋膜層の壊死を生じさせ、褥創が筋肉層に達したものをⅤ度とし、その筋肉がさらにえぐられ骨に達し、そこに感染を生じさせたものをⅥ度とする。骨に感染が及ぶと、ひどくなったときは、骨の骨膜骨髄炎および化膿性関節炎を生じ、最終的には全身の敗血症となり、生命の危険に及ぶが、これをⅦ度とする。

褥創は難治性で（理由はたくさんある。通常の創の醸膿菌でない緑膿菌感染

もその理由の1つ）、通常の創処置では特殊の工夫がないかぎり治癒しがたい。したがって上記のIV度以上の状態になったならば手術治療の適応となる。手術は全身状態の比較的良好で、局所の血管栄養が皮切を大きく加えたときにも保たれ、感染が比較的おさまっているときに行う。

褥創は難治性という意味から予防対策は重要である。予防策は、頻回の定時体位変換を行い、特殊なマット（ウォータマット）を使用する。可能であれば早期離床として車いすにのせるなどの工夫も大切となる。その際、車いす患者は、坐骨結節部に褥創を作りやすいので他動的でも、減圧としての体プッシュアップ動作（図18）を行う。また介護者は、介護される者の皮膚の清潔、乾燥に心がけ、できるなら毎日入浴させ、全身の皮膚の状態の観察を行うのが好ましい。また栄養状態も良好に保つようにする。

10　仮性痴呆、うつ状態

これはすでに「第3章　痴呆」のところの総説で記述した。仮性痴呆は治療可能なので、医療と連携をとること。

11　尿　失　禁

これは第III部第5章で概説する。

12　便　秘

体動を多くする（運動をする）、平生から薬剤および食物でコントロールする。食物は繊維成分の多い食物をとる。止む得ないときは浣腸または摘便。

13　尿結石（膀胱結石）

尿失禁とともに第III部で概説する。

廃用性症候群についていえることは、高齢者の寝たきり防止ということにつきるだろう。

医療上、安静が要請される状態、すなわちくも膜下出血時とか、急激な低血圧症候群（ショック状態）などを除いては、意識障害が取り除かれた時点で、朝になれば寝まきから普段着に着かえる。夜就眠時に普段着から寝まきに着かえる等の生活習慣が大切である。食事も、なるべくベッド上で行わない方がよいだろう。

第5章　成人期の運動機能障害をきたす主な疾病とそのimpairment

第1節　脊髄損傷

外傷性であれ、非外傷性であれ、ひき起こされた脊髄損傷は次節の切断と同じく、かならずしも成年期または若年期の疾病というわけでない（いわゆる年齢限定の疾患ではない）。しかし後遺症として重大なimpairmentを遺す外傷性脊髄損傷は、その発生原因を、交通事故および労働災害に有するという理由から、ここでとりあげた。

1　外傷に限局されない脊髄損傷

外傷に限局されない脊髄損傷にはじつは不完全麻痺で知覚障害を主とするものの方が多い。そしてそれらのなかには、重要な疾患が数多く含まれ、障害（impairment）としても重要なものがある。ここではそれらについて疾患名をあげておく。

①後縦靱帯硬化症（高齢者重要疾患→第Ⅳ部第3章参照のこと）
②脊椎管狭窄症（高齢者重要疾患→第Ⅳ部第3章参照のこと）

③二分脊椎（小児の重要疾患→第6章でとりあげる）

④脊髄腫瘍後遺症（小児に多く、胸髄部に多い）

⑤脊椎カリエス（結核性脊椎炎→小児に多い。過去では多かったが、今ではむしろ稀）

⑥脊髄空洞症（症状は各年代で現われる。先天性）

2 外傷性脊髄損傷

　外傷に限局された脊髄損傷でも、外力の大きさ、損傷部位、個体側の抵抗力などで不（完）全麻痺になるものが数多くあるが、一応ここでは完全損傷による典型的症状について述べる。不全麻痺はその症状の程度の軽いものと考えればよい。

　外傷的原因で脊髄が損傷されたものをふつう脊髄損傷と呼ぶが、この場合多くは、前方にある脊椎骨の骨折および脱臼をともなうことがある。侵された脊髄髄節以下の運動麻痺および知覚脱失とさらに膀胱直腸障害をともなう。そして侵された部位、程度により多彩な二次的症状が加重する。

　頸髄損傷は完全麻痺となると上肢と下肢の麻痺、すなわち四肢麻痺となる。胸腰髄損傷は完全麻痺となると上肢の麻痺は免れるが、体幹より下部の麻痺、すなわち下肢麻痺となる。頸髄損傷でも頸よりも上部の部分の麻痺はない。また知的障害をともなわないのがふつうである。ただし頭部外傷をともなえば別の話となる。

　外傷性脊髄損傷の原因としては、強力な外力が考えられる。交通事故、高所よりの転落、激しいスポーツ等である。当然男性に多い。発生率は多めに見て百万人あたり40〜50人で好発部位は第5〜第6頸髄、および胸腰椎移行部（第12胸髄と第1腰髄）で、後者は骨傷をともなっての脊髄損傷が多い。そして頸髄損傷の方が胸髄以下の脊髄損傷よりも3倍多い。

　脊髄の局部の病態は、大きく①振とう、②圧迫、③挫傷の3つが考えられる

が、完全麻痺となるものは、大部分③の挫傷による。脊髄挫傷は一時的に脊髄の機械的破壊と脊髄内出血を起こし、二次的には脊髄内実質の障害により浮腫、代謝障害、生化学障害（活性酸素などの出現など）を起こし、破壊を強め、壊死状態となる。

3　Disease（医療管理期）としての脊髄損傷

　受傷部位（脊髄高位）によってちがうが、頚髄損傷では重篤な呼吸障害を起こし、呼吸管理（気管切開＋人工呼吸器、呼吸管理＋酸素の人工投与による）による救命医療が一義的となる。脊椎骨脱臼・骨折をともなえば、クラッチフィールド頭蓋骨直達牽引器等により漸重的重錘牽引により整復をはかる。胸腰髄損傷でも一過性に麻痺性イレウスを起こしているので消化管対策（絶食・中心静脈栄養・経静脈輸液）も大切となる。また一過性に尿閉を起こしているので導尿等でそれに対する対策も大切となる。運動麻痺は、受傷直後から2〜3カ月間は弛緩性麻痺、その後痙性麻痺に変わる。関節の拘縮も起こしやすい。この点は脳血管障害急性期と変わらないので、ベッド上での早期リハビリテーションも大切となる。この時期は褥創も作りやすいので体位交換対策も重要である。さらに脊椎骨骨傷に対しては、不安定性があれば時期を見ての脊椎骨固定術も必要になってくる。

4　Impairment としての脊髄損傷

　大きく頚髄損傷としての四肢麻痺と胸腰髄損傷としての下肢麻痺とに分けて考えると覚えやすい。頚髄損傷は四肢麻痺としてその日常生活動作介助は初期は全介助とならざるを得ない。それほど impairment は重いが、長期にみていくと不全麻痺として少しずつ回復してくる部分があるので、医療および介護に十分つくすべきであろう。

1）頸髄損傷

①症　状

a）全例が四肢麻痺である。脊髄の侵された高位により、上肢の麻痺の様子が微妙にちがい、上肢の動く部分と知覚異常部位により逆に脊髄損傷高位がわかる。

b）なんらかの呼吸不全症状と体幹の運動麻痺をともなう。

c）神経因性膀胱障害は核上性で2～3カ月たつと反射性膀胱となる。

d）非常に褥創ができやすい。

e）また異所性化骨もできやすい。膀胱結石もできやすい。

f）起立性低血圧等の自律神経反射過敏があるので、訓練等は愛護的に段階的に行う必要がある。

②日常生活動作と頸髄損傷

a）第4頸髄よりの上位の頸髄損傷では、人工的呼吸管理を行わないかぎり、自然状態での生存不能。

b）頸髄損傷では全例なんらかの呼吸不全状態があり、上位にいけばいくほどその程度は強くなる。しかし第5頸髄以下の脊髄損傷であれば、時間がたてば気管カニューレがとれるのがふつう。

c）第4頸髄損傷では両上肢は動かすことはまったく不能で全介助レベルとなる。ただし、顔面筋は健常（咀嚼・嚥下機能は健常）、頸の運動および肩すくめ、肩甲骨挙上は可能である。気管カニューレ（最近では発語可能のものもある）をしていると、ふつうは発語はできないが、知能障害がないので、言語了解はまったく正常と考えてよい。

d）第5頸髄損傷は肩関節と肘関節は屈曲可能。その動作を使っての電動車椅子動作は可であるが、移乗動作を含め日常生活動作全介助となる。

e）第6頸髄損傷：上記に加えて、手関節背屈可能。スプリント、自助具を使っての食事可、しかし実用的には食事を含め大部分全介助。実質的には移動

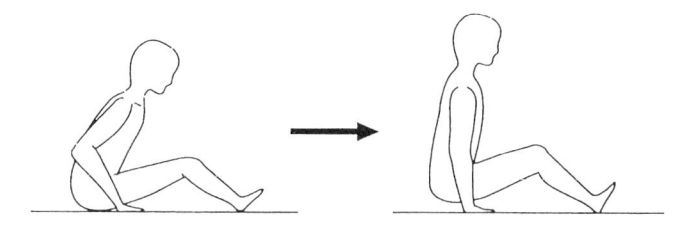

坐位で両肘関節を伸展させることにより腰を浮かす。
図18　プッシュ・アップ動作

は電動車椅子を使っての移動であろうが、訓練では特殊な車椅子を使っての自力での移動訓練を行うだろう。

　f）第7頚髄および第8頚髄損傷：プッシュアップ動作（図18）が実用化し、ベッドから車椅子への水平移動がどうにか可能となる。それとともに日常生活動作の自立部分が増える。ただし入浴等部分介助の部分が一部存在する。坐位は側方への転倒を防ぐための側板等が必要で、畳の上での坐位は困難である。特殊なスプリント使用またはなしで食事等は自立可能。

2）胸髄以下の脊髄損傷
①症　　状
　上肢の使用は全例可能であるが、胸髄損傷では体幹筋（上部からの）麻痺により体幹保持不安定と軽度呼吸不全症状をともなう。全例核上型の神経因性膀胱で、排尿は特殊な反射ポイントを使っての反射性排尿となる。上肢がきくので排尿は自立は可能となる。排便は薬剤等の使用のもとに、便所での排便も可能であるが、このときも坐位安定度が物をいう。
②胸髄以下の脊髄損傷と日常生活動作
　a）第1胸髄損傷：上肢は使えるようになるが、体幹の安定性を欠き、なお拇指の麻痺が残るため、ボタン類の操作はまだ困難である。入浴は車椅子上でのシャワー方式では独力で可能であるが、日本式入浴では介助を必要とする。

車椅子からベッドへの水平移動には若干努力を要する。

　b) 第6胸髄損傷：上肢使用は完全となるが、プッシュアップ動作（図18）にいまだ筋力が十分でなく、車椅子操作の高度テクニック（前輪持ち上げ等）がむずかしい。坐位バランスもまだ完全でない。しかし訓練により身障者用自動車運転可能となる。日常生活動作は、車椅子構造、トイレ構造、家屋構造、建物構造に改造を加えれば、ほぼ自立している。

　c) 第12胸髄損傷：この高位での脊髄損傷では、車椅子を活用しての日常生活動作は完全自立している。移乗等も完全にできる。大規模な補装具を使ってのクラッチ移動可能ではあるが実用的ではない。

　d) 第4腰髄脊髄損傷：この高位での脊髄損傷は、長下肢装具を使ってのクラッチ移動が可能になり、実用的にも使えるようになるので、移動動作を含め日常生活動作は完全自立している。

5　脊髄損傷の impairment 余録

　①脊髄損傷患者の排尿感は自律神経反射で察知する。脊髄損傷部位は、多くは膀胱排尿筋を支配しているところの第2～第4仙髄にある排尿中枢よりも上位にあるため核上性の損傷といわれる。核上性の損傷は、受傷後9～24週たつと反射的に排尿可能となる。このとき排尿可能にするためには、反射を誘発する部位の刺激が必要となる（多くは膀胱上皮膚のマッサージまたは叩打）、この部位をトリガーポイントという（トリガーポイントはふつうは膀胱直上部の皮膚にあるが稀には会陰部や仙骨部にあることもある）。このときの排尿感は自律神経反射により察知するが、そのとき自律神経過緊張反射があるとスムーズにいかず導尿を必要とする。また膀胱に炎症および結石等があってもスムーズにいかない。

　脊髄損傷患者の膀胱訓練がスムーズにいくかいかないかは、受傷直後（急性期）の尿閉期に排尿管理が適正に行われたか否かによる。受傷直後より、膀胱

排尿筋の過緊張を防ぐ。一定のリズムで排尿習慣をつける。尿路感染を予防し、尿道粘膜を損傷しないように気をつける。また持続的カテーテル導尿より、無菌的間歇導尿法の方が好ましい。

いずれにせよ、脊髄損傷者は、急性期、慢性期、維持期とも泌尿器科医による専門的治療、検査および指導を必要とする。

②脊髄損傷者は、とにかく車椅子上での坐位姿勢をとる機会が多くなるので、仙骨部褥創に気をつけなければならない。入浴は皮膚の異常を介護者（もちろん本人にも）に気づかせる大事な機会となるので毎日入浴が好ましい。本人もまた手鏡等を使って丹念に観察すべきである。異常があれば隠さずに介護者に見てもらうこと。

ちなみに褥創は、脊髄患者の70%に発生している。褥創予防にはその他にも、陰部、会陰部の清潔、乾燥保持等が大切となる。

第2節　切　　断

切断も、脊髄損傷と同じく年齢限定の疾患ではない（どんな年齢で起こり得る）。しかし交通事故等、比較的に成年者に見られる外傷等によって起こることが多いのでここでとりあげる。切断部位のレベルの低い者＝軽症の切断者であれば、日常生活動作、日常生活関連動作、社会関連動作のすべてにおいて自立し得るので介護の必要性はまったくない。たとえ軽症でなくても、大体の問題がリハビリテーション医療の範囲内で解決できる可能性もある（切断問題対策はリハビリテーション医療の華といっていいほどあらゆる面で効果をあげている）。しかしながら重症の切断者、知的障害をともなう切断者、高齢と切断者では介護等のケアを必要とするだろう。

1　切断に関する介護の問題点

切断に関する介護の問題点について列挙する。

①介護者は切断者断端部の身体的異常等に目を奪われてはならない。また義肢等の装具の見かけ上の異常さに目を奪われてはならない。

　②義肢には、義手と義足とがある。

　義足使用者は、移動には問題があるものの健全な両側上肢があるので日常生活程度のことは問題なくこなすであろう。

　義手使用者（上肢切断者）は、上肢使用に問題があるので、日常生活動作に直接障害が及んでくる。義手使用者も片側だけであれば（対側片上肢が健全であれば）利き手交換等の問題が生じても、日常生活程度のことは練習（訓練）によりこなすであろう。したがって介護上問題になるのは、両側義手使用者および高齢の義手使用者だけかもしれない。

　③高齢者の義足および義手使用者について問題点を列挙する。

　切断の原因として考えられるものは、第1が交通事故等の外傷、第2が悪性腫瘍罹患による患肢切断、第3が末梢性動脈血管の閉塞による壊死で、高齢者は糖尿病に罹患しているときは、下腿壊死となって現われる。この第3の原因による切断は今後増えると思われる。

　血管原性の切断では、大腿部下部の切断でも、義足装着そのものが、循環障害等により困難で、したがって屋内いざり移動（坐位移動）、屋外車椅子移動の公算が大である。下腿部切断では、義足装着は可能であるが、高齢者は義足装着の適応力が弱いために、実用性歩行はむずかしいかもしれない。この場合でも、義足装着は習慣づけておいた方がよい。というのも、短時間立位および人につかまっての短距離歩行が可能だからであり、それが介護者の負担を軽くさせる。

　高齢者の義手使用については、片側使用の場合は、義手そのものを使用しないおそれがあるので、義手装着して、義手肢を補助手として使用する習慣が大切である。高齢者でも義手（能動義手）使用に興味と意欲が出てくれば、当然その意義は大きくなり生活上の自信および張り合いがでてくる。

両側上肢切断ともなれば、高齢者では日常生活動作全介助の公算が大である。がその場合は、切断端の使用だけでも、少ない数ではあるが日常生活動作可能であることも忘れてはならない。それがもしボタン操作可能であれば、現在のエレクトロニクス器具のおかげで絶大な効果を発揮することもありうる。

④知的障害者の義肢使用は上記高齢者の義肢使用に準ずる。

⑤若年者の両側上肢義手装着については、切断手術直後からの義肢装着がよいことがわかってきた。

a）切断端の治癒が促進され断端の成熟が早く獲得できる。

b）術後の疼痛や幻肢痛が減少する。

c）術後早期からの病室での日常生活動作訓練が可能であり、活動的な病棟生活を送ることができるため、切断による精神的動揺が軽減され、リハビリテーションに対する態度が期待できる。

d）実際に日常生活動作で使用する場面から義手との付き合いが始まるため、能動フックに対する偏見がなくなり、早期にその機能を認識することにより外観のもつ異常さを乗り越えて、受け入れが容易円滑に行われる。能動義手が日常生活動作に有意義であることを早期に体験することにより義手に対する認識が向上し、進んで義手を使おうという姿勢が生まれる。ひいては社会復帰に要する期間が短縮され、能動義手をはじめとする機能的義手の活用により、社会における行動様式がより高いレベルで期待できる。

今後は、このシステムが広く行われるだろう。

⑥先天的両側上肢切断者（たとえばフォコメリア）では、本人の今までの生活史の経過と希望とが尊重される。

たとえば、フォコメリアで、両側足指を使っての日常生活動作が完全であれば、それを医療側の意向により勝手に変えてはならない。

第6章 小児期の運動機能障害をきたす主な疾病とそのimpairment

第1節 脳性麻痺

1 総説

ここで脳性麻痺の定義のなかで重要なものを3つ記述する。

①受胎から新生児までの間（生後4週間以内）に生じた脳の非進行性病変にもとづく永続的なしかし変化しうる運動および姿勢の異常である。その症状は満2歳までに発現する。進行性疾患や一過性運動障害または将来正常化するであろうと思われる運動発達遅延は除外する（日本・厚生省研究班定義）。

②脳性麻痺とは、出生前、出生時、新生児期に脳の発育不全、感染、無酸素症等の原因から生じた脳の機能不全を反映する小児の中枢神経障害を起こす疾患群（いわゆる脳損傷児、このなかには脳性麻痺、知的発達障害、てんかん、行動異常、摂食障害等が含まれる）の1グループである（デンホーフの定義）。

③未熟な脳の欠損または損傷による運動や姿勢の障害。その脳損傷は、非進行性で筋活動の協調性をさまざまに障害する。結果として患児は姿勢を正しく保持し、かつ運動することができない。またこの中枢性の運動障害は、しばしば言語、視覚、さまざまな認知障害、いろいろの程度の知的発達遅滞、てんかん等を合併することがある（ボバースの定義）。

〈解説〉

つい最近までは定義①に代表される一群の疾患群がかなり多数（0.2％）存在したが、最近の周産期医学の発達により、その数は減じる傾向があり、定義②および③にある重度重複障害児の一群が多数生存可能になることにより医療

および療育の対象となることが多くなった。したがって脳性麻痺の定義も疾病名というよりもこれら脳損傷児の運動機能面の障害（impairment―障害名）を表現することばという側面が強くなり、現に障害名として取り扱われる（脳性麻痺の病態を示すためには、ただ単に脳性麻痺と表現するだけでは不可で、後記の部位別障害名と生理的障害名を併記するものをつねとする―念のため）。しかしながら重度重複脳損傷児のもつ問題点は数多く、複雑で初心者がはじめからこの問題に入っていくと、混乱におちいるし、脳性麻痺自体への理解がいきとどかなくなる。したがっても古典的といわれようとも定義①に従った運動機能障害としての脳性麻痺の理解が、初心者にとってまず第一ということになる。

　脳性麻痺は、妊娠期（代謝異常をともなう遺伝性疾患と染色体疾患は除外）、出産期、新生児時期に生じた脳の損傷（侵襲ともいう）にもとづく運動機能障害をいう。進行性の疾患（脳腫瘍等を除外）および一過性の運動障害（重症てんかん発作等による一過性の運動麻痺等を除外）は除外される。また将来運動機能的に良性の経過をきたす知的発達遅滞および運動発達遅延は除外される。脳性麻痺の運動機能障害は、大部分が痙性麻痺であり、脳血管障害後遺症と似かよった病態を示すが、脳性麻痺が脳血管障害後遺症と決定的にちがうのは、未熟な脳に損傷が加わったということで、人類特有の運動発達に齟齬をきたし、そのために随意運動障害（結果的に筋の協調性不全症候を示す）になるということである。人類特有の運動発達には、零歳時期に四肢運動の随意性が出る前に姿勢発達があるということで、脳性麻痺児は、未熟な脳に損傷が加わったことで、この姿勢発達に重大な齟齬をきたして効果的な随意運動ができないばかりでなく、この disease-impairment 複合体に重度性を附加している。通常脳性麻痺は症状の改善はありえても、完全治癒はあり得ない（この点は問題になるところではあるがじつは出産時頭部外傷型で、脳実質内点状出血程度の

ものであれば完全治癒はありうる。しかしこういう症例は脳性麻痺と診断されないだろう)。すなわち一生の impairment を残す。それゆえその診断は慎重でなければならない。しかしその疑いでの段階での超早期訓練は推奨される。

この disease-impairment 複合体の症状は③のボバースの定義が的を得ているように思う。しかしながら同じ脳性麻痺の impairment といっても最軽度と最重症を比べると、これが同じ impairment かと疑いたくなるほどのちがいがある。ゆえにこの疾患の impairment を語るときは病型別(主に部位別分類)で語る以外、具体的に語れない。

2 病型分類とその症状

1) 生理学的分類

これはすでに麻痺のところで解説した。項目のみを記載する。

①痙直型(痙縮型ともいわれる)。

②アテトーゼ型(不随意型といわれるがこれは誤りであり、その理由はすでに記した。脳性麻痺のアテトーゼは、じつはヒョレア・アテトーゼであり厳密の意味でのアテトーゼではない。それゆえ学問的な人は、これをアテトイド《アラトーゼに似ている》と表現しているが、今はそういう面倒なことを止めて、アテトーゼといいならしている)。

③失調型(大部分は小脳失調であろうが、なぜか脳性麻痺にはこの型が少い)。

④固縮型(脳性麻痺患児に見られる異常筋緊張亢進は、痙縮に加えてこの固縮も関与していると思われる。そして純粋な固縮型は少ない)。

⑤混合型(脳性麻痺に見られる型の95％以上は痙直かアテトーゼ型である。混合型はのこの両者の症状が混ざり合ったものをいう)。

2) 部位別分類

①モノプレジア、単麻痺型

脳性麻痺ではこの型のものは非常に少ない（ただし零ではない）。もしあれば片麻痺型の不全型で痙性麻痺となる。そして非常に軽症となろう。また知的障害等の合併もなく自立可能である。変形に対しては、ふつうの整形外科的治療が可能である。

②パラプレジア型、対麻痺型

脳性麻痺で、上肢の運動機能障害のまったくないパラプレジア型は、最軽度の型で、知的障害はまったくなく、単独歩行可能で、軽度の痙性跛行と下肢変形は認めるが、歩行パターンにおいて下肢の相互運動良好性を示す。

この型は通常の整形外科手術に良好な反応を示し、予後においても、歩行可能となることが多い（この型でも過剰の努力歩行をつねにつづけると、下肢変形が強くなり成年期歩行不能もあり得る）。この型は普通教育をうけて社会的自立可能であるが、本人に病的自覚がないと（その方が恐しい）思わぬ偶発的事故により大怪我をする。すなわち軽いといっても、立位バランス、平衡反応が健常者のように先天的にうまくいかないため、高所からの転落、平均台のようなところから転落が起こるので注意が肝要である（なんでもかんでも健常者の行動を真似るのは誤り）。したがってスポーツ的な事柄で勝負に執着するのは不可である。そういった意味での職業選択は制限を受ける。慎重に考えれば、成人になったときは職場においての車椅子使用、通勤においての身障者用自家用車を多用した方が、下肢変形を増悪させない点で、よいと思われる。ただし、行動的に自由なときの歩行はゆっくりという制限はあったとしても自由である。

③ダイプレジア型、両麻痺型

脳性麻痺児のなかには、一見上肢機能に不自由がないように見えても、巧緻運動をさせると障害が見つかる一群があり、それがダイプレジア型である（はっきりいって脳性麻痺にはパラプレジア型はむしろ稀）。

ダイプレジア型は大部分未熟出生により発現する。したがって未熟出生によ

り生ずる脳損傷の特徴を示す。この型は、新生児時期から幼児期にかけて未熟児網膜症を示すことがあり、それに対しては眼科的治療が必要になる。言語障害はまったくないが、ときに認知障害に起因する学習困難を起こす。しかし通常の意味での知的障害はない。またてんかん等もほとんど合併しない（ただし零ではない）。ある年齢に達すると歩行可能になるものもいるが、その歩行は下肢相互運動性が悪いため、努力型の痙性跛行を示し、特有の鋏足変形（図19）を示す。整形外科治療の適応により、ある者は歩行不能から歩行可能になるものもいる。ただしこの型の患児は、術後において、努力型単独歩行をつづけていると変形の再発が必至であるので、術後においては、長距離歩行では杖歩行および車椅子使用も配慮した方がよい。ただし室内歩行は自由である。

　移動において自覚的配慮さえあれば職業的自立も可能である（この際の職場においての移動は上記パラプレジア型に対して注意をより厳重に遵守のこと）。もちろん教育は普通教育が原則である。ただし本人がそれに耐えられないときは高等教育においては養護学校になるかも知れない。

　ダイプレジア型は、通常杖の使用において、それほど努力を要しない。もし

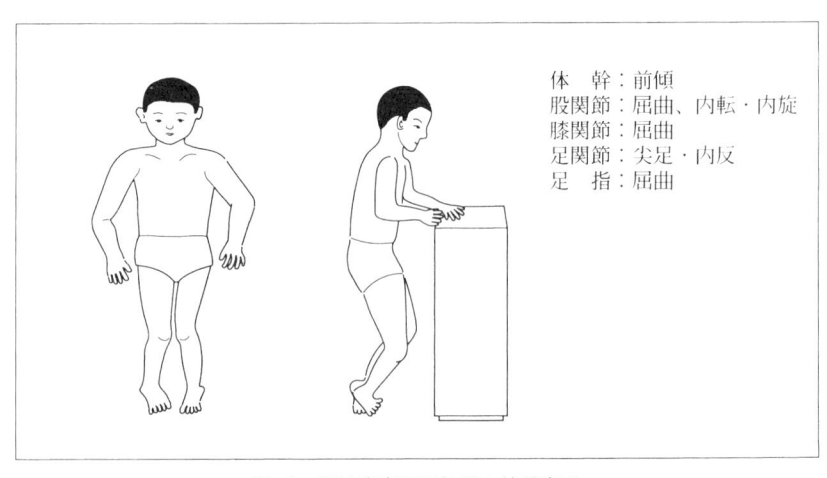

体　幹：前傾
股関節：屈曲、内転・内旋
膝関節：屈曲
足関節：尖足・内反
足　指：屈曲

図19　脳性麻痺両下肢型の鋏足変形

杖の持続的使用において、はなはだしい努力を要するとすれば、それはむしろ四肢型の軽症児と考えた方がよい。そういう患児は体幹の運動機能障害がかなり上部まで及んでいると考えられるからである（ダイプレジア型は上部体幹の運動障害はない）。

ダイプレジア型は、早期の理学療法実施により、学齢児までに杖歩行可能までに達すると予想されるグループである。また整形外科手術の適応により、下肢変形が矯正され立位移動に利便が得られるグループでもある。しかし整形外科手術によって変形が矯正され、歩行不能が、歩行可能になったとしてもその歩行パターンは痙性跛行である。痙性跛行は過剰な努力を強いられると変形が再発し残存変形が増悪する。そのことから考えると、ダイプレジア型痙性麻痺児または者は、移動パターンにおいてつねに1ランク下げた移動を職場または長距離移動に使用すべきなのである。じつはこういう児にかぎって、健常児または者の生活行動様式をそのまま真似たがるのであるが（たとえばマラソンとかサッカー競技参加）、それは生活の利便を自ら破壊するようなもので不可なのである。はっきりいって障害受容の問題につながる。

未熟出生を原因としないダイプレジア型は四肢麻痺および片麻痺と微妙な相関を示す。すなわち体幹、下肢の麻痺の重さに左右差を認めることが多い。こういう型は理学療法において体幹の麻痺に起因する左右差ある変形を矯正する必要がある。なぜならば将来において体幹変形による障害の重度化と股関節亜脱等の股関節異常を招くからである。股関節異常に対しては股関節周辺軟部解離術を必要とする。

④脳性麻痺の片麻痺は、出産時硬膜外出血などの頭部外傷型と原因の特定できない脳内出血型との二つが考えられる。頭部外傷型は体幹部の麻痺が軽いので、足部変形などに対しては、骨手術も含めた整形外科手術が成立する。脳内出血型は一見片麻痺のように見えても、健側と思われる方にも軽い麻痺があることが多い。その意味で足変形に対する整形外科手術は腱手術等の軟部の手術

に限定した方がよいと思われる（実質的には左右不均衡型三肢麻痺）。ちなみに片麻痺型は姿勢の如何を問わなければ独歩可能である。ただし脳性麻痺の片麻痺型は成人の脳出血のように侵襲部位が一定していないことが多く、随伴する知的障害の重さも一定しない。すなわち知的障害の軽い子も重い子もいる。またてんかん発作を合併する率も少なくない。

⑤脳性麻痺の四肢型麻痺は、合併する重度障害の程度、質によってじつにさまざまの多彩の症状を示す。しかし上肢麻痺をかならずともなう。その麻痺が重いと言語障害、摂食障害をともなう率が高くなる。またCTで脳所見があることも多い。てんかん合併率が非常に高い。CT等に脳所見があると知的障害も重い。

この型は坐位可能群とそうでない群とで中等度障害群と重度障害群とに分けられる。中等度障害群の訓練は、正常の運動発達過程に合わせての訓練が困難または不能で徒手的な筋弛緩法を組合わせて、はじめから立位指向の訓練方法をとる。またこのグループはほとんど必発といっていいほど股関節異常をともなう。股関節異常とは股関節亜脱臼・脱臼および臼蓋形成不全および骨頭変形をいう。それらに対しては、股関節周辺筋の軟部解離術を必要とする。その目的は、もちろん本人の機能改善を目ざしているがそれと同時に、介護上の問題における利点、すなわち瞬間的にも支持立位を可能ならしめる点にある。

痙直型四肢麻痺中等度のものは、知的にもIQ 50以上あり、思春期になると自己意識にめざめて周辺環境の人びとと自己との対比から心理的ストレスをもちやすい。それがひいて全身の異常筋緊張亢進となって、筋痛等大変な苦しみを味わうことがある。それだけでなくその異常筋緊張亢進が体幹の変形、四肢の変形・脱臼を増悪させ、一度獲得した坐位姿勢もとれなくなっていわゆる寝たきりになることもある。この股関節周辺筋軟部解離術はこの全身の異常筋緊張亢進の予防ともなっている。この筋緊張亢進状態に対しては薬物療法の適用と同時に心理療法も必要となろう。

痙直型重度四肢麻痺はなんといってもその生育歴で、重篤な病状と摂食困難と内科的な虚弱性の問題をかかえ、重度の言語障害をともなう。てんかん合併も全例に近い。しかしなかには言話理解に優れた者もいるので注意が肝要である。ただ重症心身障害児とちがうところは10歳を過ぎる頃になると強壮化し、体が急激に大きくなるとともに内科合併症が減り、それにつれて坐位姿勢もとれるようになることである。したがってこれらの者に対しては、幼時より体幹変形、下肢変形を極力予防するために優れた坐位装置および車椅子を作成することである。そして、これらの児に必発するであろう股関節異常に対しても、これらの装置は増悪予防となっている。股関節異常に対しては、全身状態等良好なものは手術適用となる。

　痙直型重度四肢麻痺児のなかには、ある年齢に達するまでは常時医療的管理を必要とする者がいる。もし家庭環境等に問題があれば重症心身障害児施設入園適となる。したがって重症心身障害児施設には一部これらの児（者）が混入していることになる。

　痙直型四肢麻痺のなかには、筋トーヌスが低い児がいる。

　これら児のなかで、軽度の四肢麻痺といえるような型が存在する。これらの多くは上肢機能が軽いということでダイプレジア型痙性麻痺児と誤認されやすいが、体幹筋の麻痺が強い分、ダイプレジア型よりも予後が悪い。知的障害がないか、軽い子が多いので、これらの児には、まず障害受容をしっかりさせた後で、電動車椅子を早期に与えた方が賢明である。これらの児は体幹の左右不均衡を生じやすい。また整形外科手術も本人が納得するほどの成果が上らない。また手動式車椅子も動かすのにややもすれば大変な努力を要し、結果的に体幹変形を助長しやすい。

　巷間これらの児に杖歩行させているのを見るが、それは本人に非常な努力を要求し、下肢変形も強いことも加わって、移動だけで本人を疲労させてしまい、内科的虚弱状態をひきよせる。そうなるとなんのための杖歩行かわからな

くなるし、QOLの概念にも反する。家族も職員も心すべき事柄かと思う。

カ）次にアテトーゼ型脳性麻痺であるが、昔は核黄疸型のアテトーゼはかなりあったが今は減っている。しかし虚血性低酸素血症脳症後遺症および未熟児出生後遺症としての脳性麻痺は、新生児期にふつうと考えられている血中ビリルビン値でも、強い黄疸が生じることがあるので今でも絶無とはいえない。また満期出産で難産があった者でも、この型を生じることがある。ただしその場合は一部痙性が混入してくるので正しくは混合型といった方がよいのかもしれない。

アテトーゼ型は通常下肢の機能障害よりも上肢機能障害の方が重い。そしてほとんどが表出型の言語障害をともなう。一部には高音域難聴があることがある。知的障害は痙直型よりも軽いとされる。

下肢機能は異常の筋緊張亢進が強くない場合は、アテトーゼ跛行という跛行パターンをとるが歩行可能となることが多い。この場合痙直型であると訓練により大きな変化を認めることができなくなる年齢（10歳頃と考えられる）以降、すなわち10歳以降に歩行可能となる例がある。

アテトーゼ型の問題点は、その強い上肢機能障害にある。知的によい子が多いので自らの工夫で、日常生活動作は時間をかければこなせるが、職業的自立となると無理ということになってしまう。しかし、時間的なことを問題にしなければ（時間をふつうの何倍、何十倍もかければ……）、かなり高級なこともできるので趣味的なことに人生の生き甲斐を見出している者もいる。QOLおよび社会参加ということばは、このアテトーゼ型の人にいちばんぴったりする。

アテトーゼ型重度の者は、常時異常な原始反射、姿勢反射に支配されていて筋緊張も異常に高い（この筋緊張亢進は心理的ストレスがないときには、はなはだしく低下しているのも特徴）。そのための体幹・四肢に高度の変形が出やすい。日常生活動作はもちろん全介助レベルである。これらの者には、筋を弛

緩させるための薬物投与は当然考えられるが、徒手的な筋弛緩法は常時必要とされるだろう。また常時良い姿勢を保つための坐位保持装置も処方されるべきである。またグループワーク等、心理的慰安も必要とされる。

しかし、アテトーゼ型重度者は、排泄に関してはゼスチャー、表情等使って告知できるので、それだけ介護が楽になる。事情が許せる者が、在宅生活可能になっているのはそのためであろう。

第2節　脳性麻痺にともなう重要な合併症状または重複障害

1　てんかん

1）定　　義

「てんかんとは、種々の原因による脳疾患で大脳ニューロンの過剰発射に由来する反復性の発作を主徴とし、種々の臨床および検査所見をともなう」

別の定義では、

「発作的に脳に異常な電気的興奮が起こり、それにともなって、発作的に身体的または精神的症状をくり返し出現する病的状態である。脳波に異常波形を検出しうる」となっており、後者の定義の方がわかりやすい。

2）脳損傷にもとづくてんかん

てんかんとは、器質的損傷（原因を有する）にもとづく症候性てんかんと、器質的損傷のない原発性てんかんとがあるが、脳性麻痺に重複するてんかんは、すべて症候性に属し下記の特徴がある。

①低年齢で発症する。一般に低形齢で発症したものほど予後が悪い。

②予後は脳損傷の程度に比例する。すなわち脳損傷が重いほど予後が悪い。

③原発性てんかんを含むてんかん全体についていえば、すぐれた薬物療法により予後はかならずしも悪くない。しかし脳損傷にもとづくてんかん発作は難

治性で完全に発作を止めることは現在でもむずかしい。したがってこれら難治性てんかんをもつ児に対しては disease としてとらえるよりも impairment としてとらえ、息の長い療育を行う必要がある。すなわちてんかんをもちながらも安全な日常生活を行い、かつ精神的・身体的機能の発達するよう努力するとともに、適切は薬物服用と薬物の副作用チェックを息長く根気よく行う必要がある。

④てんかん発作の頻発は、一般に精神・運動両方の機能の発達を阻害する。したがって医師に相談して可能なかぎり発作回数を減らすよう努力すること。また発作の頻発は、怠薬によっても起こるので、そういうことがないよう注意が肝要である。また家族の勝手な服薬中止でも起こりうる。そういう後での発作は、てんかん遷延・重積発作という重篤な発作症状を示すことがあるので、服薬は勝手に止めない。疑問があれば医師に問いただすこと。それから医師および医療機関を変えるときは、現在の医師に断って、なるべく受診依頼の手紙を書いてもらうこと。

⑤脳波的に見るとその発作型は脳損傷性のてんかん波形になる。

a) 左右不対称に起こることが多い。
b) 部分的発作から始まり、場合により二次的な汎発性発作となる。
c) 部分発作は口のまわりから起こることが多い。
d) 意識減損発作といい、意識消失が数秒から十数秒起こることが多い。失神発作との区別は意識の消失と回復が意識減損発作の方がゆるやかで多くは発作的自動症につながる。
e) ミオクロニー発作（広汎性の筋肉がピクン、ピクンとした形、あるいはピクンとした形）、強直発作（急に全身がそり返る）、脱力発作（姿勢を保つ筋群の緊張が失われてストンと倒れる。その間の意識は失われるが、持続時間は数秒以下と短いのが特徴）。意識減損発作と上記の発作型の複数との合併例が多い。

f) 脳波型は、棘波、鋭波、多棘徐波複合、不規則棘徐波複合等の突発波を見ることが多い。

上記の特徴をもったものをレノックス・ガスト症候群といい、このなかには、乳児期にウエスト症候群を経由してきたものがある。

⑥てんかん発作重延状態（てんかん発作重積遷延状態）

てんかん発作は（大発作等）、とくに処置しなくても1〜2分で止まり、発作後の昏睡状態や朦朧状態もしばらくすれば回復する。ところが稀に発作が止まらなかったり、発作後の状態から回復すると間もなく、発作が次々にくり返して、結局、発作が何時間もつづくようなことがある。この状態をてんかん発作重延状態またはてんかん発作重積重延状態と呼ぶ（略して重延状態という）、通常の1回かぎりのてんかん発作では、発作そのもので生命が失われることはないが、てんかん重延状態は、長びくと生命の危険にさらされる。現在ではこれに対し早期の治療により、死亡することは少なくなってきてはいるが、それでも後遺症として、身体・精神の発達後退または荒廃を遺すことがあるので重大である。

この原因としては、第1に進行性の脳病変がさらに加わったとき、第2に重大な電解質異常および尿毒症を生じたとき、第3が抗てんかん薬の怠薬または急激な中断のときで、実際は第3の場合がもっとも多い。よって抗てんかん薬の服薬は、医師の指示どおり規則正しく服用することと、勝手な判断で服薬を中止しないことである。

2　精神発達遅滞（知的発達障害）[18]

知的障害として高齢者の痴呆とならぶ代表的なものである。それは生れつきに近い（周産期脳損傷）ということと人生の初期発生（これを15歳以下とするか18歳以下にするかで議論がある）ということとで痴呆と区別される。またそれは期間的にも長く（場合により終生）、質的に多くの改善・発達がない

とはいえ、大部分は改善・発達の方向性をもつという意味で、痴呆とちがった面がある（この面で進行性に知的障害が悪化する先天性の代謝障害はこの障害より除外される）。

知的発達障害は下記の特性をもっている。

①明らかに平均以下の知的機能（個別施行における知能検査ではおおよそ 70 またはそれ以下の IQ）

②同時に現在の適応機能（すなわち、その文化圏でその年齢に対して期待される基準に適合する有能さ）の欠陥、または不全が以下のうち 2 つ以上の領域で存在。

　意志伝達、自己管理、家庭生活、社会的/対人的機能、地域社会資源の活用、自律性、発揮される学習能力、仕事、余暇、健康、安全。

③発症は 18 歳未満である。

③の概念に従えば、こどもの時期に受傷または発症した頭部外傷、脳内血管障害による脳内出血、脳炎、髄膜炎等の後遺症としての知的障害は、いわゆる後天的知的発達遅滞児として存在しうる。脳性麻痺の概念とちがうところに注意のこと。

知的発達遅滞は、症状の重さによって分類される。それによって予後像（最終像）および処遇方式も異なる。

①軽度知的発達遅滞：IQ レベル 50〜55 からおおよそ 70 まで。

　昔は軽愚ということばが使われていたが、差別用語であるので今は使われない。

　このレベルは、日常生活はさしつかえない程度（要監視）に自らの身辺の事柄を処理しうるが（自立しているが、たとえば服装がだらしない程度のことはある）、抽象的な思考推理は困難または不能であって、成人に達しても知的能力は 10〜12 歳程度しか達しない。

②中度知的発達遅滞：IQ レベル 35〜40 から 50〜55。

今は使われないが、かつては痴愚ということばが使われていた（差別用語）。

新しい事態・場面の変化に適応する能力に乏しく、他人の助けにより、ようやく自己の身辺の事柄が処理しうる（部分的介助レベル）。ただし習慣的になった事柄は自立。成人になっても知的年齢は6〜7歳程度にしか達し得ない。

③ ｛重度知的発達遅滞：IQレベル20〜25からIQ35〜40
　　最重度知的発達遅滞：IQレベル20〜25以下

言語はほとんど有せず、またあってごくわずかで、自他の意志の交換、および環境への適応が困難であって、衣食住などの日常的基本生活についてもたえず保護を必要とし、成人になってもまったく自立困難なもの（部分的全介助──→全介助レベル）。

このレベルでは、部分介助（たとえば手びき歩行可能）か、全介助レベルかによって重度か最重度かに分れる。

3　自閉症（行動異常）

自閉症は、現在は知的発達遅滞と同じく、広汎性の精神発達障害の一つとして認められ、一つの疾患単位、いわゆる自閉症ではなく──いわゆるimpairmentとして──認識されている。

自閉症の定義にはアメリカ精神医学会のDSM-Ⅳの定義が適用される。

〈定　義〉

A：以下の①②③から合計6つからまたはそれ以上の項目を含む。

①対人的な相互反応における質的な障害で、以下の少なくとも2つによって、明らかになる。

ア）目と目で見つめ合う。顔の表情、体の姿勢、身振りなど対人相互反応を調節する非言語性行動の使用の著明な障害がある。

イ）発達の水準（いわゆる暦年齢または精神年齢）に相応した仲間関係をつくることをしない。

ウ）楽しみ、興味、成し遂げたものを他人と共有すること（例：興味あるものを見せる、もってくる、指さす）を自発的に求めることをしない。

エ）対人的または情緒的相互反応性がない。

②以下のうち少なくとも一つによって示される意志伝達の質的な失敗がある。

ア）話しことばの発達の遅れ、または完全欠乏（身振りや、物まねのような代わりの意志伝達の仕方により補おうとする努力をともなわない）がある。

イ）十分会話のある者でも、他人と会話を開始し、継続する能力の著明な障害がある。

ウ）常同的で反復的なことばの使用、または独特なことばがある。

エ）発達水準に相応した変化に富んだ自発的なごっこ遊びや社会性をもった物まね遊びの欠如がある。

③行動、興味、および活動の限局され、反復的で常同的な様式で以下の一つによって明らかとなる。

ア）強度または対象に異常なほど限局された一つのまたはいくつかの興味だけに熱中する。

イ）特定の機能的でない習慣や儀式にかたくなにこだわる。

ウ）常同的で反復的な衒奇的運動（たとえば手も指をぱたぱたさせたり、ねじまげたりする。または複雑な全身的な動き）をする。

エ）物体の一部に持続的に熱中する。

B：3歳以前に始まる以下の領域における、少なくとも一つにおける機能の遅れまたは異常を除く。

①対人的相互交渉、②対人的意志伝達に用いられることば、③象徴的または想像遊び

C：この障害はレット症候群、または小児崩壊性障害（たとえば先天性代謝障害など）で、うまく説明できない。＊

第3節　重症心身障害

1　定義と実際

　重症心身障害は、その運動機能障害だけを考えれば、明らかに最重度の脳性麻痺と考えられる。脳性麻痺の定義を考え、その除外された部分の疾患も重症心身障害は包含していると考えるならば、重症心身障害の運動機能障害とは、脳原性運動障害の最重度と考えた方が正しいのかもしれない。
　一方、知的発達遅滞という障害の方から考えれば、現在の IQ 50 以下の知的発達児は、その原因のほとんどが、脳器質性損傷にあると考えても間違いないと思われる。したがって IQ 25〜20 以下の知的発達遅滞児の脳損傷はその程度が強いものと考えられる。これらの児は当然精神面で全介助レベルにあるが、脳損傷の程度が強ければ、当然精神面だけでなく身体面の障害にも強い影響を及ぼしている——すなわち重い運動機能障害があって当然という考えも成立する。
　つまり脳損傷が強く広汎であれば、運動機能障害も精神機能障害も重症化しうる。そしてそれが重症心身障害といえる。
　定義としては、最重度肢体不自由と最重度知的発達障害が重複したもので表 10 の I 群に相当するもの（なお 2、3、4 群は準重症心身として重症心身障害児施設に入園できる）。

　＊この説明での B 段階の子どもをわれわれは自閉傾向ありとしているが、自閉症そのものでない。しかしこれらは数的には多い。
　自閉症の行動異常は痴呆のそれと比べると、人格崩壊にもとづく活動的動作の部分が大きくないところに注目される。それらの部分は、注意力集中障害にもとづく多動児として区別されている。

重症心身障害は、ただ単に最重度肢体不自由＋最重度知的発達障害だけでなく、さらに多くの重複障害をもっている可能性が高い（たとえば、視覚異常、聴覚異常など）。なかでも摂食障害等内科的虚弱性をもっているものがほとんどと思われる。したがって常時医療的ケアを必要とする者が多い。常時、医療的ケアを必要とする者（1日に6回以上の頻回喀痰吸引を必要とする者）を超重度障害児と呼び、濃厚医療を必要とする。IQ 20以下であれば当然、言語をもち得ない。

重症心身障害児のうちには、CTおよびMRI等の所見で脳損傷の状態が強く年齢が高くなっても、その状態が不変、継続しかつ発達および発育が停止したものを失脳状態と表現する。これは成人の植物状態と同じと考えられる。

失脳状態にある重症心身障害児は、目的運動（随意運動）を示さず、定頸を示さない。筋トーヌスは痙性であるが一見弛緩状態にある。背臥位におくと両下肢の交叉した状態が見られる（両股関節内転位）。ほとんど全例にてんかん発作が見られる。眼は動く物に対して追視を行わない。外来の刺激——それが疼痛刺激であれば逃避反射はあるが、それにともなう感情表出がない。自律神

表10　重症心身障害の概念表

					IQ
25	24	23	22	21	85
					75
20	13	14	15	16	
					50
19	12	7	8	9	
					35
18	11	6	4	3	
					20
17	10	5	2	1	
					0
自由に走れる	ひとりで歩く	障害はあるが（器具、補助具を使用して）歩ける	坐れる	寝たきり	↑知能指数

→運動機能

経症状として、流涎、喘息様発作、無呼吸状態の出現、発汗異常等が見られる。原始反射はかえって見られない。意識状態は朦朧とした感じで、睡眠と覚醒とのちがいが、外から判断できない。摂食に関しては経管栄養がほとんどである。

2 重度運動機能障害に見られる胃食道逆流現象について

健常であれば、胃に入った内容物が上部（末梢）にある食道に逆流することはない。それは横隔膜後部（食道下部）にある胃の噴門の筋群によって逆流防止が行われているからである。ところが、こどもの脳原性重度運動機能障害児のなかには、この作用が弱く、胃の内容物が食道に逆流して上部にいたり、さらに喉頭・声門により、気管・肺に入り誤えん性肺炎を起こす者がいる。この状態は、①寝たきり状態で起きやすい、②運動機能が重たくても、知能の良い子に多い、おそらく精神面のストレスのためであろう。③異常の筋緊張亢進している児に多い。これは精神面のストレスでも起こる。また疼痛、体調不良でも起こる。④体幹変形、とくに側弯の強い子に多い。⑤咳、嘔吐等も誘因になりうる。

対策として考えられるのは、

①まず異常の筋緊張を抑制するための姿勢のコントロール（徒手的筋弛緩法）と呼吸訓練が大切で、理学療法士の治療およびその指導によって介護する者が行う必要がある。

②異常の筋緊張亢進に対して薬物療法、痛みがともなえば鎮痛薬も必要となる。

③心理的ストレスに対しては、心理の専門家による心理療法が必要になる。

④こういう児は、消化管に空気を呑みこむ呑気現象があるので、呑気現象除去も大切となる。

などであるが、こういう保存療法でも改善しない場合、医師により下記療法が

段階的に行われる。

　ア）濃厚で栄養のある液状食物の少量頻回投与

　イ）経鼻・空腸カテーテル栄養（カテーテルを胃を経由して空腸まで通す）

　ウ）中心静脈栄養法＋外科的に胃瘻を造設する。

　エ）ウの術後はなるべく早く中心静脈栄養法をはずして、胃瘻からのみ食物を与える。それにより筋緊張亢進状態が除去でき、安寧によりストレス除去ができれば、瘻孔を閉じふたたび経口食物少量頻回投与となる。

第4節　二分脊椎（髄膜・脊髄瘤をともなう二分脊椎）

1　二分脊椎の発生原因

　二分脊椎は、先天性の脊髄損傷として、外傷性脊髄損傷と同じような問題をもっているが、それとちがった問題とがある。ちがった面は生下時、脊髄瘤（図20）をともなって生れて来、それに対する外科処置が救急に必要なことと（放置すれば、乳児期死亡はまぬがれない）、脊髄損傷による神経因性膀胱の様相が微妙にちがい、その取り扱いに専門的指導を必要とすることである。

　二分脊椎は、胎生期の脊椎および脊髄の形成不全で起こる（遺伝的疾患でも染色体異常でもない）。胎生期において、脊椎椎弓は左右別々に出来て、それが成熟すると正中で癒合する。この左右の椎弓に癒合不全が起こると、二分脊椎となる。そしてその披裂がいちじるしいと脊髄が被膜である髄膜とともに脱出しヘルニアになることがある（髄膜・脊髄瘤ヘルニアをともなわない二分脊椎を潜在性二分脊椎という）。そういう場合は、かならず脊髄自体の形成不全、すなわち脊髄損傷をともなっていると考えて良い。

　日本で見られる児の髄膜・脊髄瘤の好発部位は、第1仙椎と第5腰椎とである。原因は不明であるが、妊娠初期になんらかの催奇形物質が脊椎・脊髄形成に抑制的な悪影響を及ぼした結果と推定される。日本での発生率は比較的少な

いが（統計は不明、おそらく1万人に1人以下）、欧米での発生率は高い（0.7〜0.3％くらい）。欧米では、頸椎部、胸椎部での脊髄・髄膜瘤もかなりあるようであるが、日本では先述した第1仙椎・第5腰椎以外はほとんど見られない。

二分脊椎は、近年の周産期医療および小児外科医療の普及により、延命可能となり、さらに早期脳室・腹腔シャント手術により知的障害もなく成長し、比較的運動機能障害が軽い分、社会的自立可能となった障害で、医学の進歩を示す実例として喜ばしいことである。ただしその社会的自立の際（普通校就学でも問題となる）、はっきりいって、おしめ使用の形では、尿臭のため対人関係に問題を起こすようである。その尿臭を消すよい手段として（医学的にもよい）間歇的導尿法が使われている。

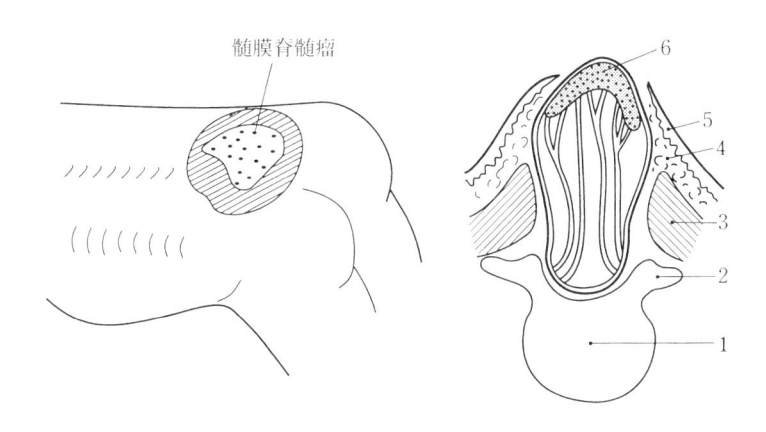

a　生下時新生児の背中に見られる髄膜脊髄瘤

b　髄膜脊髄瘤膜式図
1；脊髄椎体
2；横突起
3；背筋
4；皮下組織
5；皮膚
6；髄膜脊髄瘤

図20　髄膜脊髄瘤腫（二分脊椎）

2　症　状

①出生時に、背部に髄膜・脊髄瘤（図20）を見る。その場合、瘤直上の皮膚の欠損を見、ただちに外科的に閉鎖しないと局部の感染から脊髄腔→脳室にいたり、感染性の脳・脊髄髄膜炎となり死の危険が大である。また閉鎖術を行っても、脊髄髄膜の感染により、脳脊髄液の過剰産出による脳室拡大を遺残することが多い。この脳室拡大に対して脳―腹膜シャント術が同時に行われるか、または時間をおいて行われることが多い。この脳室拡大を放置すると、知的発達障害を残す。これは、高齢者の正常圧水頭症にて見てきたのと同じ原理である。

②損傷された脊髄髄節（この場合は腰髄下部、仙髄）以下の弛緩性麻痺と知覚異常または脱失。この場合、損傷された脊髄髄節高位によっての筋力アンバランスによる特有の下肢変形と、ときに股関節脱臼を遺す。

③侵された脊髄髄節以下に生じる腱反射低下または欠損、皮膚反射低下または欠損

④二分脊椎は、仙髄損傷をともなうことが多い。そのため直接仙髄部にある排尿中枢を侵す（核型または核下型損傷）、そのため排尿問題に脊髄損傷とちがった問題を生じうる。

⑤下肢、とくに踵部、足底部に褥創を来たすことがある。

⑥ときに、脳底部および脊椎上部の奇形をともなう。すなわち脳底大孔部の奇形をともなっていることがあり、小脳の一部（舌部）が大孔を通過して上部脊髄を覆っていることがある。これをアーノイド・キアリ症候群という。

⑦脊髄損傷として二分脊椎を見る場合、その侵襲部位を見ると大部分腰髄下部以下であるため、補装具（足変形を矯正して）を装着して歩行できる確率が高い。独歩できない場合でもクラッチ歩行等は可能である。この場合、知的障害を重複するかによって、日常生活動作自立、社会生活自立度が左右される。

⑧足変形、膝関節変形、股関節変形の形は、侵される脊髄髄節の高位によってちがってくる。たとえば第5腰髄が侵されると、足は背屈・外反となり、仙髄部が侵されると尖足内反変形となる。

⑨二分脊椎は生下時から排尿筋不全を主体とする神経因性膀胱があるため、早期により膀胱の慢性感染を起こしていることが多く、そのため膀胱壁の伸展不全とか自律神経末梢の機能不全とかを起こしていることが多い。はっきりいって泌尿器科的問題を多々もっているので、早期から泌尿器科医の診断を仰ぐべきである。そうでないとときに腎の機能的荒廃を見逃す。また失禁対策においても、脊髄損傷、脳血管障害とちがった様相を示す。

ここに泌尿器科医（宮崎一興氏）の二分脊椎排尿コントロールの一文をのせておく。

ア）二分脊椎の尿失禁対策は、近年内外ともに大きく変化した。保存療法が主流となり、失禁のための尿路変更術は激減した。

イ）手圧・腹圧を中心とした膀胱訓練は限定された症例のみ行われるべきである（昔はこれらの児に膀胱直上の腹壁に手を用いて、圧迫し排尿を行っていたが、そういう行為は、尿路感染のない腎機能正常で尿路逆流現象のない例にのみ行われてよいが、そういう例は少ない）。

ウ）尿路感染が頻発したり、上部尿路の変化や尿路逆流現象が現われたら早期に清潔・間歇導尿に切りかえるべきである。

エ）二分脊椎にともなう尿失禁は適切な薬物投与もある程度有効で試みるべき手段である。

オ）本症の尿失禁に対しもっとも有効な手段は清潔間歇導尿法である。

カ）これらの手段をつくしても改善しない失禁には、針刺通電、膀胱頚部のシリコン油注入（女性のみ）療法も有効である。

キ）完全尿失禁に対しては将来、手術的療法、人工括約筋の埋めこみなども考慮されるべきであろう。

二分脊椎の介護は脊髄損傷に準ずる。

第5節　デュシェンヌ型筋ジストロフィー症

1　総説と症状

　多くは遺伝にその原因がある。進行性に筋萎縮する疾患は、筋ジストロフィー以外にも数多くあるが、そのうち悪性度の高いのが筋ジストロフィーである。

　筋ジストロフィー症は、全例遺伝性疾患とされる（ただし、発生場面を見ると個発例と思われるものも見受けられる例もあるが……）。

　筋ジストロフィーは次のような型がある。

　①先天性——常染色体劣性遺伝
　　　　　　｛福山型筋ジストロフィー
　　　　　　　非福山型筋ジストロフィー
　②デュシェンヌ型——性染色体劣性遺伝
　③ベッカー型（デュシェンヌ型の良性型）——性染色体劣性遺伝
　④肢帯型——常染色体劣性遺伝
　⑤顔面肩甲上肢型——常染色体優性遺伝

　このうち発生率も比較的高く、しかももっとも悪い進行度を示すデュシェンヌ型について臨床像を述べる。デュシェンヌ型は原因はかなりわかってきているが、まだ効果的な治療法は見つかっていない。

　デュシェンヌ型の病状経過：男の子に発病がほとんど。歩き始めはおそいが、ともかく歩き始める。歩きはじめてもその歩き方はどこか不器用でおそい（たとえばジャンプができないなど）。そのうち腰椎前弯位（前方に腹を突き出し、お尻が後方に突き出す）となり、動揺性跛行を呈し、足部に尖足位変形が

でてくる。そして階段昇降困難（つかまり昇り降り）、床からの立ち上がり困難、つづいて椅子からの立ち上がりも困難となる。この床からの立ち上がり方に独特の動作パターン、すなわち登はん性起立パターンを用いる。

9～10歳頃になると歩行不能となり、床をはって移動する（はい方も独特）。それとともに上肢→肩甲帯の方も筋萎縮にともなう筋力低下がいちじるしくなり、上肢の前挙、側挙困難または不能で握力も弱まる。この上肢の筋力低下が強くなると簡単な日常生活動作もおそくなり、両上肢を使って動作を行う。そして肘を自分の膝または机などについて支えなしでは手の使用ができなくなる。次に体幹の変形・四肢変形が著明となり、はうこともむずかしくなる。そしてベッド上臥床となり20歳前後で死亡する。死亡原因の大部分は肺感染および心衰弱である。死ぬまぎわまで、両手指の運動は可能である。

デュシェンヌ型と同一経過をとるが、より進行のおそいのをベッカー型といい、たとえば15歳まで歩行可、35歳前後まで生存可能である。

2　デュシェンヌ型筋ジストロフィー症の介護

筋ジストロフィー症の介護はかなり大変である。経過中期から末期までの介護にはかなり繊細な心配りを必要とする。

①全介助レベルになったときの移乗介護は、本症は身体のすり抜け現象があり身体把持が1人では困難または不能なので複数の人手を要する。

②たとえば、ベッド上、車椅子に移乗させたとしても、本人自身で姿勢を正すことができないから、よい姿勢までもっていくまで固定材料を使って、しっかりした姿勢保持ができるように介護してあげることが大切である。

③病期経過中のかなり早い段階から、食事、洗面、更衣等では、本人が1人でできるまでの準備調整の介護を必要とする。最終場面は1人でできるが、そこまでもっていくまでの準備調整の手間がかかることを知っておくこと。

④歩行不能となった段階からは、和式生活の方が、本人は動きやすいが、た

たみ上の移動不能段階からは、介護上の理由および電動車椅子使用という実態から、ベッド生活の方が有利となる。

⑤小便排泄には、しびんの使用、移動式椅子型便器の使用等が早期から考えられる。

⑥入浴はかなり早期から全介助レベル。しかも複数の人手を要する。たたみ上の移動不能段階からは特殊浴槽での入浴が考えられる。

⑦本症の末期には、嚙む力も弱まってくるので、食事介助には、食事を柔らかくする。たべ物を一口大に切ってあげる等の心くばりも必要となる。

⑧大便の排泄は、本症は腹筋の筋力低下のため便秘傾向にあるため、繊維性の食物摂取等を行いながら、排便には体幹部固定のよい椅子（または車椅子）を使って長時間排便に留意すること、排便困難であれば浣腸等の使用は止むを得ない。

⑨寝たきりに近い時期であれば、夜間等の体位交換に十分留意すること。

⑩呼吸困難等により人工呼吸器使用となれば、医師、看護婦等の指示に従うこと。

註
(1) 終脳：ヒトの脳の発生過程において、大脳部分ははじめ前脳と呼ばれる部分に存在しているが、発生の進んだ過程では、それが分化し、大脳と間脳とに分かれた。
(2) 島：島はシルビウス溝（外側溝ともいう）の底部にあり、前頭葉と側頭葉に覆われていて、外から見えない。その機能ははっきりしていない。
(3) 脳幹：脳幹に間脳を含めるか否かは、古い解剖学者と新しい解剖学者とでは見解がちがっているようである。すなわち古い解剖学者は含めないとしているが、新しい解剖学者は含めている。この本では古い概念で記述した。
(4) 回：大脳半球には、数多くの溝がある、その溝と溝とにかこまれた部分を大脳

回という。回には部位によって、番号と名前がついている。

(5) 一次中枢：脳の一次中枢とは、そのモダリティ（要素）に関して、身体末梢感覚部位（聴覚では各周波数）とほぼ1対1の対応が確認されている領野をいう。その把握は要素的といわれる。その要素的なものにまとまり、形を与えるのが二次中枢、それに意味を与えるのが三次中枢、モダリティのちがうものを連合させ、なんらかの効果を与えるのが連合野と考えられる。

(6) 軸索およびシナプス：神経細胞は、一本の軸索と複数の樹状突起をもっており、神経細胞から起こった刺激は、軸索および樹状突起を通る。一方神経細胞は、互いに連絡し合っているが、その連絡はシナプスを通して行われる。また末梢神経と筋肉との間にもシナプス連絡がある。シナプスは、シナプス前構成体とシナプス後構成体の間に細い間隙があり、そこを神経伝達物質といわれる液相の物質が埋める。刺激は、その間隙を横切る形で伝えられるが、その間、神経伝達物質が重要な働きをする。神経刺激はシナプスがあることにより、そこで増幅、減衰、整流等の変調を受ける。ヒトが環境刺激をうけて、適応したり、外界に働きかけたり精妙な精神作用を有することができるのは、数多くある神経細胞とその数倍〜数十倍あるシナプスの働きによることは確実である。

(7) 脳底動脈：脳底部の動脈は、末梢から上ってきた左右内頚動脈と（左右椎骨動脈とが合流合体してできたところの）脳底動脈とが連絡し合って（前および後交通動脈枝も加わり）環状になっている（ウィリス動脈輪）。動脈瘤はこのウィリス動脈輪の内頚動脈と後交通動脈枝との合流部にできやすい。

(8) 中大脳動脈：大脳実質内組織の血流はほぼ脳底の動脈輪から分岐する前大脳動脈、中大脳動脈、後大脳動脈（これに前・後脈絡叢動脈が加わる）によって灌流される。そのうち中大脳動脈がいちばん支配域が広い。

(9) 見当識：時間、場所、人物などを含めて、その場の状況を適切に把握、理解していることを見当識という。

(10) 吸引反射と把握反射：ともに原始反射で、吸引反射は、口唇を軽く触れたりこすったりすると口輪筋の持続的な収縮が起こり、吸いつくようになる。把握反

射は手掌のとくに各指の根元から遠位に向かって、検者の手などでゆっくりこすると、反射的に検者の手を握りしめる。

(11) 水頭症：水頭症とは種々の原因で脳脊髄液圧が高まり、このため脳内にある脳室が拡大しかつ脳圧亢進状態を生じる疾患をいう。正常圧水頭症は、脳室が拡大しても髄圧が上らず、脳圧亢進状態が見られない病態をいう。

(12) コルサコフ症候群：重い記銘力障害、見当識障害の他に作話症（ありもしない話を勝手にでっちあげる）があることで有名、その他に多発性神経炎、幻覚、外界からの暗示に対し感受性の増強などがある。

(13) 低比重コレステロール：小腸で吸収された脂肪が蛋白と結びついてカイロミクロンとなり、それが肝臓で吸収・代謝されたものが超比重コレステロールであるが、これがさらに血流中に放出され、中性脂肪が除去されたものが低比重コレステロールである。つまり低比重コレステロールは肝臓によって破壊されないので、血流中にたまる一方となり、それがさらに血管壁に悪影響を及ぼす。

(14) 冠動脈：心臓の筋肉の栄養、エネルギー、代謝を司どる動脈、前後2本ある。冠動脈性疾患が起こると心筋の虚血性変化が起こり、心停止→死にいたる。

(15) 愛護的他動関節運動：患者の意識がはっきりしないときに、他動関節運動を過剰に行ったりすると、異所性化骨性筋炎や、関節の亜脱臼、関節周囲軟部組織の損傷による痛みをひき起こす。これを誤用症候群という。

(16) 骨傷：骨に骨折または脱臼（亜脱臼）があること。

(17) 尿閉：膀胱より尿が出なくなった状態。

(18) 平成11年から精神発達遅滞（精薄）は、法令の改正により知的障害といい直されこととなった。しかし、知的障害としての痴呆との区別をことばでの上でどうするかはまだ明らかではない。

第III部
特例的病態および運動麻痺に対する介護

　障害にともなう特例（特発）症状は、いずれも介護上非常に困惑、困難性を感ずる症例ばかりで、いずれも医療が深くかかわり合う。しかもこのなかには医学という枠のなかで考えても問題点が比較的最近に気づかれたばかりの若い学問で、結論としてわかっていないことが多い。またこれに習熟した専門医師も少ない。

　しかしながら障害が運動機能障害だけであれば、問題の解決はかなり尽くされている（専門的技術の多くの人への普及が十分はたされていないという課題がまだ残っているとしても……）といって過言でない。ところがいずれの運動機能障害にも附加された難題が附随していて専門家すらも悩ます。

　包括医療または包括リハビリテーションといった場合、その包括的概観がいまだ定っていないのが現状で、その時点その時点でかかわり合う人びとが研究し、討論し合っていかなければならないのが実際である。こういう問題を心得た上で、以下を読んでほしい。

　特例症状は、現状ではいずれも医療が深くかかわらなければならない問題である。それゆえ現にその症例について、専門家が深くかかわっている場合は、その専門家の指示、治療方針に従ってほしい。

　しかし利用者によっては、特例症状にかかわる医療そのものを拒否または不信または軽視している人もいると思われる。その場合はその人によって医療を

中止しているかもしれない。ここに書いてあることはそういう場合を想定して常識的に記述してあると考えてほしい。

　しかしその場合でも、症状が重度化、重症化すれば、かならず医療的対応が必要とされるだろうし、また頼らざるを得ないだろう。現在は部分的であるが、医療とくに薬物療法が発達してきているので、その知識に通暁している医師であるなら、かならず（一過性でも）効果的対応が可能である。そのことと生命的なことにかかわる問題があるので（たとえばうつ病の自殺行為、失禁、排尿困難の尿路感染、前立腺悪性腫瘍問題等）手にあまる問題発生の場合は、医師に相談、診療、検査を受けさせるべきである。

　とくに痴呆での異常行動発生の場合は、ひとりでの問題解決は不可能と考えて、多くの人に相談し、考えてもらう必要がある。

第1章　痴呆の介護

　痴呆は記銘力および認知力の低下によって判断力の障害を起こし、結果行為自体が過誤、でたらめおよび中断状態、繰り返しになったりする。それをふつうの人から見たならば、非常識、逸脱行為と映るだろう。そしてそれは同時に危険とも相接しているので、介護者には監視の目が必要となり、もし痴呆者が空間と時間とに関して正常な認知能力が失われていれば（失認、失見当識の状態）、徘徊となり、それが時間かまわず起これば介護者の多大の負担となる。痴呆につきまとう危険は、やたらに物を口の中にいれたりする、見さかいもなく不安定の物につかまって転倒する。実力以上の行動をして転倒する。熱いもの、薬品、尖ったものに触れて火傷したり怪我をしたりする、道を歩いても、車が来てもよけないで反対に飛びだしてしまう。はっきりいって赤ん坊のもつ危険性と同じ性質と考えてよい。介護者は赤ん坊を育てるときの母親の態度で

介護する必要があろう。具体的には、

①ことばかけは可能なかぎり優しく、短かく。

②失敗を責めてもなんにもならない。

③話しかけのことばの調子（トーン）は、鋭かったり、大きくなったりしない。強く鋭い声のトーンは痴呆者に、わけもわからず叱られたという感情を起こさせ、なんでもないことでもパニック状態となる。

④相手の目線と同じ高さで話をし、相手の名前を呼んで注意を喚起してから、肩に手をおいて優しく話す。

⑤相手のいいたいことは、なるべくことばに出させていわせ、相手がうまくいい表わせないときは、こちらから助け舟のことばを出して文を完成させ、相手のストレスの軽減をはかる。

⑥痴呆者に同情するときは、はっきりと同情のことばを伝え、相手を喜ばせて信頼感をかちとる。

⑦とにかく楽しい雰囲気のなかで痴呆者の活性をひきだす。介護される人には過去に輝いた時代があったことを思い出させる工夫も大切。またグループ活動を利用する。ときに介護者のおどけた演技も必要。楽しい雰囲気のなかにはゆったりした感じも含まれる。

⑧介護には細心の工夫が必要となる。使われる装具、器具類も工夫がなければ、本人にとって余計なものとなり結局使われない。

⑨その工夫がむずかしいときは、誠心誠意努力をつくすこと以外に手がない。危険から被介護者を守ることを目標にし誠意をつくすことであろう。

第2章　失語・コミュニケーション障害の介護

　失語症の治療は、非常に専門性が高いものなので、その要領のみを簡単に記

述する。

大きく分けて2つに分けられる。①は言語機能訓練と呼ばれるもの、②コミュニケーション訓練と呼ばれる2つである。①はさらに、a)残された言語を最大限に促進する。b)障害の構造に合わせて通常用いない方法で言語の理解・表出を行うことを学習し、機能の再編成を行う。c)障害された言語知識、言語行動を直接教育するとに分けられる。

介護の段階についていえば、失語症の介護というよりもコミュニケーション障害の介護ということの方が大切となる。コミュニケーション障害のなかには、感覚系の機能障害（聴覚および視覚障害）も含まれるが、ここではそれに触れない。

運動系機能障害によるコミュニケーション障害をもっと簡単に、①相手の言うことがわかるが話す（表出）機能に問題があってのコミュニケーション障害をⅠ群とし、相手の言うことがわからないためのコミュニケーション障害をⅡ群として取り扱うと介護が非常にやりやすくなる。

Ⅰ群に対する介護は、発語障害がある場合、発語者の聞きづらいことばでも、介護者は時間をかけてじっくり聞き、相手の話すことばを理解するようつとめ、無理に話させたり、誤りを訂正しないで、話の内容をしぼりこむようにする。介護者は相手の言うことが、大枠でわかったら、その話題に関して、逆に質問法で話しかけ、正確な内容を確認し、キイポイントになることばを相手に言わせるか、イエス、ノーのゼスチャーで、正確さを増していく。そしてコミュニケーションが伝わったなら、成功を互に喜び合い相手を励ます。

重度の発語障害の場合は、絵文字、文字板、トーキングエイド等を使ってコミュニケーションをはかる。小児の場合でも可能ならば、なるべく早く文字を習得させる。文字習得ができていない場合は、同じくトーキングエイド、絵文字等を使う。

以上のことがうまくいかないと全介助となる。

II群に対する介護は、軽度の場合でもひとりよがりになってコミュニケーションは成立しがたい。しかしこの場合でも、簡単な日常生活範囲内のコミュニケーション、たとえば「ごはんをたべる」「おしっこしたい」「水を飲む」「あちらに行く」「これがほしい」等は成立する。話しかけるときには具体的内容で短い文で話しかけ、1回で理解できないときは何回も話かけるか、話し方をかえてみる。途中で話題を変えない。利用者の正面で目を見つめ合って話をし、利用者の名前を呼んでから注意を喚起してから声の抑揚および表情、身振りを豊かにして話をする。

　内容が複雑なものは、ことばでのコミュニケーションは不能と考えてよい。相手の理解度に従って、実物を見せ、指さししたり、絵でかいたり、文字で示したりして相手に伝える。理解度がよいときは文字・書面で示す。

　以上のことができないと全介助となる。この場合でも、移動に関しては、歩行可能なものは手びき歩行、坐位のしっかりしているものは車椅子自力または車椅子他力移動、寝たきりの者は文字どおりの全介助となる。

第3章　失行・失認への介護

　失行に対しては、物の置き場所をつねに一定にして、周りに余計な物を置かない。また同じことを何回もくり返して覚えさせる。失認に対しては、色などをつけはっきりした目印をトイレなどの場所と衣服等につけることが対策となろう。なお左側空間無視は左側の物にぶつかることが多い。失認の改善は、本人の知的残存能力を使って、侵された脳内回路以外の回路を使って、認識を再構築する以外手段がない。実際は非常に専門的なことがらなので、心理関係者の治療を受けさせながら、そのアドバイスを受けた方がよいと思われる。

第4章　失禁の介護、とくに高齢者の失禁について

　私はこの著者を書く前は、リハビリテーション医学が取り扱う主要疾患のimpairmentとしての運動機能障害のことのみを書けばこと足りると思っていた。しかしすぐにその誤りに気づいた。すなわち運動機能障害のdisabilityの対策は、Ruskのいう「正常の形態、正常の方法での動作への回復」という1項目にさえこだわらなければ、解決可能の問題である。すなわち障害受容の問題で、身体性の異常についてのこだわり、たとえば歩き方の異常、身体欠損の異常、見ばえの異常、やり方の異常のこだわりを捨て、障害者本人がリラックスした状態で移動、移乗の方法を諸器具、諸設備の工夫、改善等で行い、周囲がそれを認めるならば、現在の諸科学・エレクトロニクス等を使って問題解決可能の予測が立つ問題である（QOLの根本概念でもある）。それに代ってクローズアップされた問題が、1) 知的障害としての痴呆と異常行動を含む痴呆の問題と、2) 高次脳機能障害（失語、失行、失認）と、3) 介護に多くの負担を与える失禁だと思う。しかもこれらの問題は、ただ介護に大きな負担を与えるばかりでなく、家族等の近親者にとって障害受容しがたい問題だからでもある。とくに高齢者の痴呆の場合、家族は病前の良い状態を知っているだけに、良くなってほしいとの願望とともに、昔はこうではなかったという落胆、ストレスの気持も誘い出すであろう。ある意味で当然と思う。しかもこのストレスは、ときとして、介護者としての親族を死の渕に誘いこむ危険性もはらむ。ここに第三者である介護者が介入しなければならない必然性があり、介護保険法が成立したゆえんでもある。

　知的障害と高次脳機能障害はすでに記述してあるので、ここで第3の問題として失禁をとりあげる。

第1節　排尿の生理とその異常

排尿に関する生理機構は複雑である。膀胱にはある量（150～200 cc）の尿を蓄尿し、それを保持する機構と、随意的に排尿する（排尿筋収縮と膀胱頸部筋弛緩および外尿道括約筋弛緩）機構がそなわっている。

その機構のうち、やや少目の尿の一定量をため、排尿するだけなら反射性排尿（意識が加わらない排尿―脊髄損傷で見られる）でも可能かも知れないが、文化的存在であるヒトは、それに加えて、排尿を我慢する、特定の場所（便所）で随意的に排尿するという高度の文化的過程が必要である。この過程での失敗が失禁といえよう。

尿のたまり具合を知るのが、知覚神経終末である。それをふまえて反射的排尿を整理すると次のようになる。

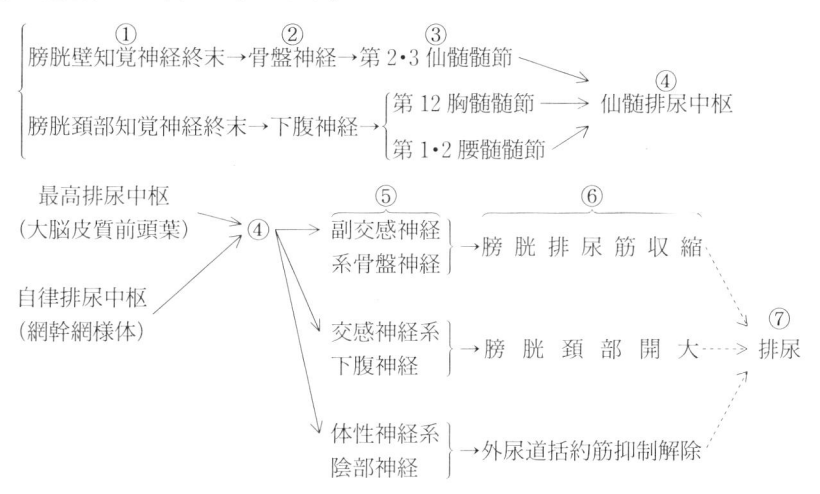

```
        ①                ②          ③
 ┌膀胱壁知覚神経終末 → 骨盤神経 → 第2・3仙髄髄節 ─┐
 │                                            ④
 └膀胱頸部知覚神経終末 → 下腹神経 ┬第12胸髄髄節 ─→ 仙髄排尿中枢
                                └第1・2腰髄髄節

                              ⑤                   ⑥
  最高排尿中枢          ┌ 副交感神経 │
  （大脳皮質前頭葉）→ ④ →│ 系骨盤神経 │→ 膀 胱 排 尿 筋 収 縮
                         │                                ↓ ⑦
  自律排尿中枢           │ 交感神経系 │                   排尿
  （網幹網様体）         │ 下腹神経   │→ 膀 胱 頸 部 開 大 ┄┄→

                         │ 体性神経系 │
                         └ 陰部神経   │→ 外尿道括約筋抑制解除
```

図の③の部分に高位の脳中枢からの介入があり、これが（反射的でない）随意的排尿をもたらす。また⑥の外尿道括約筋へも高位中枢からの介入がある。

第2節　脳血管障害および高齢者における失禁の介護

　脳血管損傷および高齢者における失禁は、多くは痴呆にともなうところの前頭葉最高排尿中枢の損傷によるもので、切迫性失禁（無抑制膀胱収縮による）の形をとる（脳血管損傷のうちで脳幹部損傷では、排尿困難または尿閉の形をとる）。

　脳血管損傷の場合で知的によい人の場合は、排尿筋弛緩薬投与のもとに膀胱訓練を行う。

　膀胱訓練は1日の排尿表を3～4日間、患者に記入させ（排尿時間、1回排尿量、失禁の有無）、失禁を生じない適切な排尿間隔を定める。患者の能力から判断して、排尿間隔を徐々に延ばすことが可能か否かをきめる。可能ならば2～3週ごとに5～10分排尿間隔を延ばし、3時間排尿が可能になるよう指導する。不可能のときは定時排尿を守らせる。

　痴呆の人は、おむつ使用も止むを得ない。しかし定時促し排尿を試みて、失敗の回数を減らすよう努力すべきである。

　おむつの欠点は、おむつかぶれから皮膚を痛めやすいことと、悪臭があることであるが、最近、このおむつかぶれを防ぐための乾燥可能＋殺菌作用をもつところの種々の繊維が工夫・開発されて市販されている。また悪臭に対しても消臭作用のある繊維が開発されている。実際市販されているおしめは、この両者を合わせたものである。

　脳血管障害による失禁や、外尿道括約筋緊張亢進による尿閉状態の患者は、残念ながら自立の可能性は薄い。しかしこれも運動機能の回復が良好ならば、このかぎりではない。

　なお膀胱結石については、持続性尿感染と残尿とがある場合にできやすい（溢流性失禁）。こういう場合はたいていは過度安静の状態にある。

第5章　摂食困難および嚥下障害の対策

第1節　小児の場合

1　総　　論

　小児の障害を考えた場合、それがうまれつき、あるいはそれに近いものを考えたときはかならず発達という概念がつきまとう。そこのところが成人の障害と大きくちがうところである（ところが、成人の場合でも、脳血管障害、痴呆などの後天性脳障害でも、患者が disease-impairment complex によって、ヒトの発達の未熟段階に大きく突き落されたという考え方もある。そして小児において開発された医療技術を成人障害者に適用している人もいる）。

　小児の摂食困難を考える上では、人の摂食行為そのものが、乳児から成人に向けて段階的発達していくという概念が大切となる。すなわちヒトが摂食という行為を習得するためには、①身体的成熟がある段階まで達していなければならない、②発達を阻害している因子を取り除く。そのための智恵と工夫が大切となる。③われわれが摂食成熟と別物と考えそうな身体的な異常、たとえば異常な筋緊張亢進、原始反射の残存、坐位姿勢獲得のおくれ、目と手との協調運動のおくれ等々が、摂食行為に実際に関係している。④心理的な面では、児が摂食そのものを快と感じとることが大切である。

　そういうことで、多くの場合の摂食困難は、小児の発達段階の現状と照らし合わせて、摂食行為の不適切ということがらの発見から始まる。すなわち親が、摂食行為未発達の段階で暦年齢に合わせた無理な食事内容と摂食介助している事実の発見から始まる。

　重症の小児の運動機能障害児の場合は、かならず救命期を経ており、その時

点では（救命期では）また同時に意識障害をともなっているゆえ、中心静脈栄養→経管栄養＋点滴栄養→経口栄養の過程をふんでいる。

経管栄養から経口摂取への過程は、医療の介入なくしてはうまくいかない（実際にこの目的で肢体不自由児施設母子入園棟が活用されている）。

したがって、これからの話は、それ以降の話とする。

ここで、摂食困難とはたべることになんらかの困難をともなう場合と定義した場合には、たとえば、むし歯でたべられない、外耳道炎でたべられない、心理的に問題があって拒食を起こしている場合なども含まれる。現にそういう意味で使われている場合がある。

われわれのいう摂食困難は障害にともなう摂食困難をいう。そしてそのうち、口唇、口蓋裂の形態異常や、高齢者の生理的機能減退等を除外したところの中枢神経系侵襲による神経学的障害によるものを指す。この一群の摂食困難は、かならず同時になんらかの嚥下障害（未発達の場合もある）と言語障害および重度運動機能障害をともなっている。したがって介護という立場に立てば、包括的介護という形になる。

2　摂食の発達段階に合わせた介護

成熟嚥下には、①口腔期または随意相、②咽頭期または咽頭反射相、③食道期と３つの相または期がある。①の口腔期または随意相とは、ア）口唇で食物を捕食する、イ）食物を咀嚼して食塊を唾液にまぜあわせ、食塊を嚥下しやすいよう加工する、ウ）次いで、食塊を舌の中部から舌根（舌の奥）、咽頭部へ送りこむ。第２相は食塊が咽頭部のある地点を刺激して咽頭（嚥下）反射を誘発し、反射により食塊を食道に送りこむ。このとき、咽頭部は舌根を口蓋壁に密着させる、口蓋垂で咽頭上部を覆う、咽頭室そのものを拡大させることにより舌骨を引き上げて喉頭蓋を閉じ、そして声門も閉じて、咽頭内部の圧を瞬間的にたかめて、食塊を食道に送りこむ。このとき食道の入口が弛緩して拡がって

いることと、食塊が気道の方にいかないよう喉頭蓋が完全に気道の入口を塞いでいることが大切となる。第3相は、食塊が重力と蠕動運動により食道上部から食道下部に送りこまれる。このとき逆流により食塊が食道上部より洩れないよう食道上部が閉じていることが大切となる。

この第2相と第3相は非常に短時間（瞬間的）に行われる。

小児の場合の摂食困難は、成人または高齢者とちがって、第2相の嚥下反射（咽頭反射）が消失または減弱していることが少ない点にある。というのも嚥下反射は胎生期から見られる原始性の強い反射だからである。したがって問題は第1相の問題にしぼられる。ただし体幹部の原始反射残存が強くて、体幹部の伸展パターンが強く、頸を後屈させる場合は、この嚥下反射にも障害を生じ、喉頭蓋のふたが完全に閉まらなくて誤えんをきたす。したがって摂食動作の発達促進する場合は、事前にこの伸展パターンを修正しておかなければならない。

ところで、生まれたばかりの乳児は、その栄養を哺乳という形でとる。この哺乳期の乳児は原始反射に支配されていて、母親の乳首を探すのも、乳首をくわえるのも原始反射によって行われる。このことは、成熟した摂食動作から見ると、非常に未熟な摂食動作であって、随意的に行われていない、下顎の上下運動だけで哺乳している、口腔運動そのものが一体化して運動が分離していない（舌の運動が随意的に行われていない）、舌の運動は前後、または上下運動しかできていない。これは母乳という液体を摂取するのに適した運動であって、たとえば乳児に咀嚼を要する食物を与えたなら、舌で口腔外に押し出すか、丸飲みするかのいずれかであろう。

見ていると、多くの障害児がこれと同じような顎の上下運動または舌の前後運動しかできていないにもかかわらず、親が要咀嚼食物を与えている。結果は、障害児は食物を丸のみをしていたり、ときに窒息事故につながっていたりする。

このような顎の上下運動しかできていない障害児には、咀嚼を要する食物でなく、離乳初期→中期程度の食物を与えるべきである。それが誤えん、窒息事故を防ぎ、かつ口腔機能の発達促進のために必要である。
　(離乳とは、乳汁の栄養から次第に固形の食物を咀嚼できるよう発達していくところの過程をいい、健常児の基本的発達で見た場合、生後5〜11カ月の間までに行われる。すなわち5カ月でスプーンにのせたヨーグルトを口唇を閉じて捕食して、成熟した嚥下が可能になり、7カ月頃では、トウフなどを舌で押しつぶして嚥下できるようになり、9カ月頃には煮た柔らかい野菜などを奥の歯ぐきで押しつぶしができるようになる。)
　障害児における摂食訓練は、上記の離乳期における摂食の発達過程に沿って行われる。
　①このときに、とくに脳性麻痺・アテトーゼ型重度児の場合のように、原始反射が残存していたり、顔面筋の感覚異常のために、口唇附近、歯ぐき部分に感覚過敏がある場合は、それを除去・修正する必要がある。とくに非対称性頸筋緊張性反射があると首が後にそって、口唇を閉じることができないとともに、口腔内の感覚過敏(歯ぐきを触れるとぎゅっと嚙みしめてしまう)が著明である。この修正は、原始反射抑制肢位保持と、はじめは反射過敏点を触れるのを避けつつ、反射が止まったら少しずつ柔かい接触を与えて、外来刺激に耐性を与える等の手技が必要である。
　②離乳食初期には、食物にむせるということがある。このむせに対する対策は、成人と同じく食材の工夫が大切となる。すなわち食材に咽頭部刺激の少ないトロミをつける必要がある。
　③摂食器具(スプーン、コップ等)の形態の工夫も大切となる。
　④介助方法として、頸の後屈を防ぐ食物の与え方、すなわち下の方から舌尖に食物をのせる(食材を舌の奥にあたえるのは不可)。
　⑤姿勢は、原則として垂直位がよいのではあるが、誤えんを防ぐためには、

軽度摂食障害者であれば、45°〜60°程度の体幹を起こした状態で、たべ物を与える瞬間に頚を前屈させる。重度の摂食障害者では体幹の角度を15°〜30°程度に起こし、たべる瞬間に頚を前屈させる。いずれにせよ摂食時に頚を前屈させることが誤えんを防ぐ。

（誤えん：誤えんとは食物などが気管に入ってしまうことで、液体などが気管に入る誤飲とはちがう。）

⑥誤えんを防ぐには、摂食時に頭部が後屈しないようにする。姿勢は上記⑤のようにするが、食物形態は液体よりトロミをつけた食物がよい（重湯のように米粒の粒々がはいっているものは不可、ゼラチンプリンのように均質のものがよい。またヨーグルトのトロミが非常に良い）。ただし痰が多いときは、あまりトロミをつけない方がよい。

また1度に多量の食物を口に入れないで、食物を口唇で捕食させ、口唇および下顎を閉じたまま嚥下させ、食塊を残さないようにする。嚥下時には患児の頭をあまり動かさない。

⑦摂食機能レベルをあげるためには、捕食・嚥下練習期にはすりつぶした食材にトロミを加えるとよい。押しつぶし練習期には軟固形食を中心としたもの、さらに咀嚼練習期にはポテトチップスのようなステック状のようなものが好ましい。

⑧経口摂取訓練を進めるにあたっては、基本的に必要栄養量の確保と経口摂取訓練とは別個のものとして考えること、したがって無理、急いだ経口摂取訓練は行ってはならない。必要栄養量の確保は、他の方法、管を使っての摂取、またはミルク投与などで確保する。

⑨液体は、固形食と異なり姿勢が不安定だとすぐに咽頭に流れこんでしまい誤えんを起こしやすい。したがって経口からサラサラ状の液体をのませるのは嚥下機能がかなりしっかりしてからの方がよい。嚥下障害のあるこどもに対して、一日に必要な水分量確保を無理のない形で行うには、間歇的な経管に用い

る方法か、乳幼児では哺乳ビンを用いて与える方法がある。どうしても経口からの水分確保を行う場合は、液体として与えるのではなく、トロミを加えて半固形食として与える方が良いだろう。その際は口唇と顎を閉じさせた状態で、スポイドないしは注射筒でゆっくり補給してあげる。これと経口摂取訓練を行う場合は、最初はかならずトロミを加え、スプーンで一口飲みの練習から始め、徐々にコップに移行していくのがよい。

⑩ところで摂食行為は、いきものにとってふつうは快感をともなう行為であるが、これら摂食および嚥下困難なものにとってかならずしもそうはなっていない。これは介護者本位の介護となって時間を急ぐあまりそうなる。摂食介護は、被介護者にかならず声かけをして、食物を見せてから口に運ぶ。ゆっくりした動作で行い、無理に口に入れない。ときには、手ずかみたべ、遊びたべも認める。食物の温度、味、臭いにも気を配って、楽しい雰囲気で、なるべく多くの人と一緒にたべるのが原則である。

第2節　高齢者の場合

1　高齢者の摂食・嚥下障害の特徴

高齢者の摂食・嚥下障害は脳血管損傷後遺症で起こり、損傷部位が延髄部であれば球麻痺、両側大脳皮質であれば仮性球麻痺と呼ぶ。したがってかならず嚥下反射の減弱または消失の形となり、摂食困難というよりも、嚥下障害の形となり、ここが小児の場合とちがう。

嚥下障害はかならず誤えんの原因となりえるので、これは重大な医療の対象である。→医師に見せ、医師の治療を受けさせること。

高齢者の場合、とくに仮性球麻痺は見逃されていることが多く、それゆえ潜在性の誤えん状態が存在しうる。それを早期に発見し、医療対応させるのが介護者の役目であろう。

近年わが国では、脳血管損傷のうち脳血栓症が増え、なおかつ脳血栓症は脳動脈硬化症の結果起こるものなので、たとえその発作が初発であっても、対側大脳に小さな梗塞部位があっても不思議でなく、潜在性ともいえる仮性球麻痺があるという結果になる。そしてこの病態が、年々増えているということであるから、脳血管障害に起因する嚥下困難は増えているということになる。
　そうでなくても摂食困難は、右片麻痺であれば、右手使用不能、（全例ではないが）失語症という問題をかかえ、利き手交換の必要にせまられ、左片麻痺であれば、左半側空間無視という難問をかかえている。また脳出血後遺の初期には、むせ症状が出ることが多く、そのための配慮を必要とする。

2　症　　状

①むせ：口腔内の食塊保持不良、嚥下反射のタイミングのずれ、喉頭閉鎖不全による。
②咳　：誤えんによる。
③食事を開始してから痰が多くなったときは誤えんの疑いがある。
④咽頭異和感、食物残留感→一応咽頭、喉頭部、食道の悪性腫瘍との鑑別が必要。
⑤声の変化：咽頭部への食物残留が原因。
⑥食欲低下：むせおよび摂取により疲労するため。
⑦食事内容の変化：ア）汁物をとらなくなった、イ）パサパサしたものはのみこめない、ウ）ご飯がたべられなくなりおかゆになった、エ）軟いものばかりたべる。
⑧食事時間、食べ方の変化：ア）喉が送りこもうとするけど上に向かないとのみこめない、イ）食べものが口からこぼれる、ウ）食べものが口の中に残る。
⑨食事中の疲労

⑩やせ、体重の変化

　上記症状が出ると、医療の対象になるので医師に見せること。食事介助となると、小児の場合と大部分同じであるので前節を読んで参考にしていただきたい：ア）体位保持、イ）食材の選び方、ウ）頭位を動かなさい、エ）一度に多く口のなかに入れない。

　また高齢者は嚥下障害が主体なので、摂食前に口腔内清潔保持が大切ということと嚥下反射を促進するための簡単な体操訓練を必要とする。詳しくは成書を参照されたい。

第6章　運動麻痺の介護

第1節　四肢麻痺の介護

　上肢・下肢の完全四肢麻痺の場合、移乗、移動に際しては2人以上の介護者が必要となる。これを絶対的全介助という。その際、被介護者を引きずってはならない。なぜなら創を作り、褥創の原因となるからである。介護の際は、被介護者をしっかり抱きとめ、不安感、不快感を与えぬよう心がけること。この際、頸部脊髄損傷（以下頸損と略す）と筋ジストロフィー（以下筋ジスと略す）および中枢神経系麻痺（以下脳血管損傷はそのまま、脳性麻痺はCPと略す）とでは次の点でちがうので留意すること。

　①頸損、筋ジス最重度では絶対的全介助を必要とする。脳血管障害およびCPでは、下肢変形が強くないかぎり、後から支持しての立位を試みるべきである。これが可能ならば介護の大変さがちがってくる。これを部分的全介助という（この際、下肢変形の程度が強いと起立不能となり絶対的全介助となる。中等度下肢変形すなわち膝屈曲が強ければ、膝関節伸展位の長下肢装具が必要

となる)。この支持しての立位が可能であれば、これを使って車椅子に移乗して室内移動を行うこと。人によっては後方からの支持立位のまま数歩、前方移動が可能かもしれない。そうすれば比較的狭い部屋でも1人の介護者ですむ。現在の日本家屋は狭いのでこれができないと入浴も不可能となろう。また自動車に乗せることも大変となる。この際にも、過度に体重がある者の介護には複数の人数が必要である。

②排泄については、絶対的介助者には、ベッド上でおしめ使用もやむえない。しかしたとえどんな重症者といえども体幹を三方を囲っての支持坐位は原理的に可能なので、訓練によってその肢位をとらせ、便器または椅子型簡易便器の使用も心がけるべきであろう。椅子型または洋式便器であるにせよ、使用時に前方にもたれるものがあると被介護者は楽である。この際でも夜間または外出時には、おしめの使用もやむを得ない。部分的全介助であれば周りに枠等をつければ、洋式便器使用可能となるので、それを心がける。

③四肢麻痺者には、ベッド使用が有利である。そのベッドも上下に高さ調節可能であればさらに良い（ただし年少のCP児では、動きをともなった訓練が日常的に要請されるので、日中は畳上の生活の方が有利である。しかしこれも体重が増える10歳以降の年長児となればベッド使用の方がよくなる)。

ただし、主たる家族または介護者が、被介護者を床上生活させる方がよいと主張すれば、さからわない方がよい。その際は、家族介護者は、大変な身体的介助負担を覚悟しなければならない。ただしこの面でも、すぐれた介助用具が今後でてくる可能性がある。

④四肢麻痺者の坐位は、体幹の麻痺のために、側方、前方に倒れるために、肘かけ椅子および後方リクライニングの椅子の使用が必要とされる。また、体幹の後側弯変形および四肢変形が強い者については特殊な椅子（座位保持装置）が必要となる。さらに首が坐らない者、摂食困難、呼吸困難がある者には頭部支持装置を座位保持装置に装着することが必要になり、後方に倒れるリク

ラニング装置も必要である。できるなら振り子方式が望ましい。⁽¹⁾

⑤四肢麻痺者の移動には、車椅子が絶対的に必要で、かつ他力移動となる。この際、上肢の指先の運動ができなくても、手関節、肘関節、肩関節の動きができれば、スイッチの工夫で、電動車椅子の使用が原理的に可能である（その際、訓練が必要）。上位頚損でも口唇、首の動き、顔面筋の動き等を使って、電動車椅子使用も可能になるかもしれない。

⑥日常生活動作等では、麻痺の残存部位により、自助具、スプリント等を使って部分的動作可能であるが、実用面ではほとんど全介助レベルとなる。また合併する知的障害・意欲度によって自立度も左右される。

⑦入浴については、絶対的全介助者には、多くの場合、特殊な入浴装置が必要。そうでないと浴場のある程度の広さを要求される。部分的全介助者は、介護者の人数、技術、設備改善等により、全介助であるが浴室での入浴が可能になるかもしれない（シャワー使用）。

⑧介護者は（病気、極度の疲労または消耗以外は）理由のいかんを問わず、被介護者を移動器具を使って、グループ活動、行事等に参加させること。

⑨四肢麻痺患者で気管カニューレ、人工呼吸器、経管栄養、胃瘻造設その他の特殊な医療を受けたものは、医療監視の範囲内にあるので医師の指示に従う。独断的判断・介護は禁忌。

⑩肺炎等のような重大内科疾患、または骨折手術後は、健常者でも一時的に絶対安静による絶対的全介助を要することがある。もしこれらが、内臓的に丈夫な四肢麻痺患者に偶発したとしても、機能の悪化から死の転帰をもたらす場合がありうる。これらのことからこれら偶発疾患・事故は、注意して起こらぬようにすること。インフルエンザ等の流行があれば、予防注射も必要となる。こどもであれば医師の判断のもとになるべく諸種予防注射を受けさせること。

⑪なお具体的かつ詳細な介助手技は障害形態別介護技術論において十分勉学・実習されたい。

第2節　下肢麻痺の介護

①下肢麻痺のうち、独歩がいくらかでも可能なものでは、日常生活動作（以下 ADL と略す）は自立しているので、本人の意向、希望に従い、日常生活関連動作および社会関連動作の介護（これを家政学的範囲の介護とも表現されることがある）で十分であろう。また知的発達遅滞等の知的障害があって、ADL 自立が不十分なものは、本人の理解力に従って、指導的な立場で、自立を促すことはかまわない、あるいは奨励させるべきかもしれない。

②独歩がはなはだしく不安定なものについては、介助歩行（手びき歩行）、または車椅子の自力移動、監視付き歩行器（車）移動となる。ただし外歩き、外出時には、車椅子使用となろう。その際、車椅子を自力移動させるのが好ましい。この段階のものでは、車椅子使用の応用動作まで習得させる必要がある。すなわち早い車椅子移動、方向転換、急に止まる。坂道の昇り降り、低い段差等の乗り越え、エスカレーター使用等。ただし知的障害者、精神障害等で危険行為のある者、そのおそれある者では、車椅子は他力移動となる。車椅子自力移動者のうち、脳血管障害、リウマチ等では、車椅子を足でこぐ者がいるであろうが、かならずしも禁止すべきではない（ケース・バイ・ケース）。しかし脳性麻痺者および胸腰髄脊損者では、なるべくハンドリム使用のこと。ただし、中等度ダイプレジア型 CP（多くは軽度四肢麻痺型 CP 児）、および上部胸腰髄脊損者で易疲労性がある者は電動車椅子使用となる。筋ジス中等度～重度の者についてもこの概念が適用となる。

③歩行可能の者のうち、高度の知的障害者については、痴呆の項を参考にされたい。

④具体的、詳細な介護技術については、障害形態別介護技術論において勉学・実習されたい。

第3節　片麻痺の介護

①片麻痺者のうち、独歩可能者については（ただし安定していること）、移動について介護を必要としないが、麻痺側上肢の使用に実用性があまりなく、補助手の範囲内にとどまることが問題となる。発病から時間がたっていないときは食事の際は、肉や魚や野菜などでは細かく切ってキザミにしておくとか、更衣、排泄、入浴等では部分介助となる等の細かな配慮が必要となる。時間がたてば健側片手使用になるだろうが、そのときは、自助具を使用したり、衣服にベルクロ使用したりして工夫してあげること。

脳血管障害のうち、多発性脳梗塞のあるものは嚥下障害を起こしやすい。その際は食事介助となるが、被介護者はむせのため、食物を噴きだしたりして周囲に迷惑をかけやすいので1人にしてたべさせる（机の位置を工夫する）等の配慮も大切となる。また栄養士に相談して食物にトロミをつけ、おかゆのようにしてたべさせることも大切となる。

②片麻痺者のうち、歩行不安定者または不能者は車椅子となるが、その際は健側片足での足こぎとなる。

③慢性期または維持期では、自助具、衣服の工夫、動作の工夫、手すり等の比較的簡単な設備改善や、洋式への生活の切替え等によって、ほとんどの部分が自立可能となろう。ただしこれには理解、判断、意志力、および高次脳機能障害がないことが要求される。その障害があるものは、その程度に応じて部分介助の量が増える。

④片麻痺者のうちで動きのよいもののなかには、知的障害、異常行動により危険行為にはしるものがあるので、動きのよい分それだけ強い監視が要求される。CP片麻痺型の場合には、てんかんをともなう者がいるので、てんかんにともなう意識障害に対する警戒も必要となる。

⑤具体的、詳細な介護手技については、障害形態別介護技術論で十分勉学・実習されたい。

註

(1) 振り子方式：脳損傷者の異常筋緊張亢進は、股関節90°屈曲位またはそれ以上の角度での屈曲位で、緩和されることが経験的にわかっている。股関節屈曲位90°を保ったまま、背もたれが後方にリクライニングできるようにして作られた椅子または車椅子のこと。

第IV部 評価と介護保険法によるリハビリテーションの展開

第1章 評　　価

第1節　評価の意味と種類

　おおよそ、人が仕事をするのに、事前評価と事後評価の概念なくしては満足な仕事をなしえないであろう。その場合の事前評価は、仕事のプラン作りの資料となり、事後評価は、仕事そのものの意味を検証し、反省材料を提供し、場合によればプランそのものの改訂および次の仕事へのよき保証となる。それゆえ、公の仕事で評価が存在しないものはないといって過言でない。

　しかし評価が、私的な見方で勝手気ままに行われたのでは、その信頼性に問題がでてくる。そのため、ある程度の統一された範囲と客観的方法と習熟された技術とが必要になってくる。また一方、評価があまり複雑で、時間をかけなければできないものであるなら、忙しい人たちには敬遠され、使われない。また評価には、その評価をなにに使うかによって、厳密性にちがいがでてくる。ある医療研究の医療効果を判定するためには、この厳密性はかかせない。

　しかし、介護の評価のように、被介護者像のイメージ作りと、介護量を知りたいときには、評価にそんな厳密性は要求されないと思う。

じつは、評価をめぐる論議には、この厳密性と使い勝手の良さとの相矛盾する論争があって、本当のところ、どんな評価法にも、欠点のない、完全な評価法は存在しないといってよい。

また評価には、対象とするものの疾病のちがいによって、判定法の種類、方法を変えなければならない場合もでてくる。

たとえば、運動機能障害の評価といっても、

① 脳血管障害には、ブルーン・ストローム評価法と諸反射の評価とADL評価など
② 脳性麻痺には病型評価と発達年齢評価とADL評価
③ 脊損患者には、脊損高位評価とADL評価
④ リウマチには、疾病活動性の評価とROM評価とADL評価
⑤ 筋ジストロフィーには、ステージ評価と虚弱性評価とADL評価

と疾病の種類により使われる評価法がちがってくる。が不思議なことに運動障害（impairment）の評価にはADL評価が共通して使われている。それだけADL評価には高い普遍性があることがわかる。

第2節　ADL（日常生活動作）評価

評価には、①その使われる目的、②評価すべき対象と範囲、③信頼性（客観性）、④使い勝手の良さ等の4つの項目のちがいで使われる評価法が選ばれる。

介護福祉士は、impairmentのイメージ作りと介護量をはかるめやすを目的とし、信頼性を損わない程度の項目数で使いやすいものを選ぶべきであろう。

＜ADLの定義＞

ADL（日常生活動作）とは、ひとりひとりの人間が独立して生活するために行う基本的な、しかし各人ともに共通に（ある意味で世界共通の）毎日繰り返される一連の身体動作群をいう。

これらの項目として考えられるのは次のとおりである。
①食事動作：(このなかには飲むこととお茶の準備等はふつう含める)
②移動：室内歩行、室内階段昇降、室外介助歩行（自宅附近）
③移乗：ベッドから椅子（車椅子）、床から椅子、坐位および寝た位置から椅子坐位へ
④排泄：失禁をともなわないトイレ行為のすべて
⑤洗面・整容
⑥更衣
⑦入浴

ADLは能力障害を評価するものとして、義肢、補装具、自助具の使用を考慮している。

ADLは原則として、運動機能障害の評価であり、精神的な問題や高次脳機能、言語に問題があって、できない場合は別の評価法が追加されるべきであろう。

以下にリハビリテーション医学において、もっとも頻回に使われかつ指数方式をとっているBarthel法（Mahoney and Barthel、1965）を紹介し、次に介護サービス調査法の日常生活動作の調査項目を掲げるのでよく眺めてもらいたい（表11）。

通常判定は、①自立、②要監視、③部分介助、④全介助の4階段方式をとるが、Barthel法は介助ありと自立の2階段方式をとっている（その代わり別記で厳重な採点方式を指示している）。介護サービス調査表は、4段階方式と3段階方式とを併存させ、項目によって〝行っている〟〝行っていない〟の項目をつけ加えているところが特徴である。

Barthel（バーセル）法の得点のつけ方
1. 食　事　10＝自立、手が届く位置に誰かが食べ物を置いてやれば盆または

表11　Barthel指数（バーセル指数）＝原法

	介助あり	自立
1. 食事（食事を切ってもらう場合は介助と見なす）	5	10
2. 車椅子からベッドへの移動およびその逆（ベッド上での起きあがりを含む）	5〜10	15
3. 整容（洗面、整髪、髭そり、歯磨き）	0	5
4. トイレの出入り（衣服の始末、拭き、水流しを含む）	5	10
5. 洗体（入浴、洗体）	0	5
6. 平面歩行(歩行不能の場合は車椅子操作で、※印は歩行不能の場合のみ行う。すなわち5点は車椅子自力移動をさす、0点は車椅子を自分で操作できないときをさす)	10(0※)	15(5※)
7. 階段昇降	5	10
8. 更衣（靴ひも結び、留め具の使用を含む）	5	10
9. 排便コントロール	5	10
10. 排尿コントロール	5	10
合計		100

テーブルから食事をとることが自力でできる。補助具が必要な場合は、それを自分でできなければならず、切ったり、塩こしょうを使ったり、バターを塗ったりも自分でできなければならない。彼はこれを適度な時間内（常識範囲の時間内）で完了できなければならない。

5＝なんらかの介助が必要（上述のことがらに関して）

2. 車椅子からベッドへの移動およびその逆

15＝この全動作の全過程において自立。患者は車椅子で安全にベッドに近づくことができ、両側のブレーキをかけ、両側の足台を上げ、安全にベッドに移動し、横たわり、次いで起き上ってベッドの片側に腰掛け、必要なら安全に乗り移れるよう車椅子の位置を変え、そして車椅子に戻ることができなければならない。

10＝上述の動作においていずれかの段階でなんらかの介助を必要とする。あるいは1つまたはそれ以上の部位に関して、注意を受けたりする必要があるとき。

5＝患者は他者の助けを借りずに座位まで起き上ることはできるが、立位になるのに体を引き上げてもらったり、乗り移るのに多くの助けを受けたりする必要があるとき。

3. 整　容　5＝両手と顔を洗い、髪をとき、歯を磨き、そして髭をそることができる。どのような髭そりを使ってもよいが、助けを借りずに、刃のはめはずし、その他の器具の取り扱いができなければならず、また引き出しや戸棚からそれらを取り出すことができなければならない。女性の患者はその習慣があるなら、化粧しなければならないが、髪をあんだり、ヘアスタイルを整えたりする必要はない。

4. トイレの出入り

　　 10＝トイレの出入り、着衣の開け締め、衣服が汚れないようにすること、紙を使うことが、助けを借りずに実行できる。必要なら手すりや固定した家具につかまってもよい。トイレでなく床上便器を使う場合は、自分でそれを椅子の上（中）におき、空にし、洗うことができなければならない。

　　 5＝バランス不良のため介助を必要としたり、あるいは衣服の扱い、紙の使用に関して介助を必要としたりする。

5. 洗　体

　　 5＝入浴、シャワー、清拭のいずれでもよいが、他者についてもらうことなしに、必要な動作の全部を自分でできなければならない。

6. 平面歩行

　　 15＝介助または監視なしで少くとも50ヤード（45.7メートル＝約50メートル）を歩くことができる。義肢、補装具、松葉杖、1本杖、歩行器（キャスター付きを除く）のいずれを使ってもよい。補装具使用の場合は、ロックのかけはずしができなければならず、補装具を使うなら必要なときに必要な位置にもってくることができ、また腰をおろしたときなどには、それを片づけることができなければならない（装具の着脱は更衣の項で採点する）。

10＝上のいずれかに関して、監視または介助を必要とはするが、わずかな介助で50ヤード以上を歩くことができる。

6 a．車椅子操作

　5＝歩行はできないが、車椅子を自力で操作することができる。角を曲がったり、反対方向に向きをかえたり、テーブル、ベッド、洋式便器などに具合よく近づくことができなければならない。少くとも50ヤード進むことができなければならない。歩行の項で採点したときは、この項は採点しない。

7．階段昇降

　10＝監視または介助なしで、階段を安全に登りかつ降りることができる。必要な手すりを使ってもよいし、松葉杖を使ってもよい。片道で松葉杖や1本杖が不要な場合は、自分でそれを運べなくてはならない。

　5＝上述の項目のいずれかに関して監視または介助を要する。

8．更　衣

　10＝すべての衣服について着ること、脱ぐこと、締めることができ、そして靴ひも（代替品を使う必要がない場合）を結ぶことができる。コルセットや補装具が処方されている場合は、それらの着脱と締めを含む。ズボン吊り、ローフォタイプの靴、完全前開きドレスなど特別なものが必要な場合は、それを使ってもよい。

　5＝いずれかの衣服の着脱または締めに関して助けを必要とする。少なくとも半分以上は自分でしなければならない。また適度の所要時間内でこれを完成しなければならない。

9．排便のコントロール

　10＝腸のコントロールができており、失敗がない。必要なら座薬を使ったり、浣腸器を取り出し使用できる（脊損患者の場合）。

　5＝座薬を使ったり、浣腸器を取り出し使用するのに助けを必要とする。またときどき失敗がある。

10. 排尿のコントロール

　　10＝昼も夜も膀胱のコントロールができている。脊損患者の場合は、自力で蓄尿バッグを装着したり、バッグを空にして洗ったりすることができ、夜も昼も乾いた状態を維持できなければならない。

　　5＝ときどき失敗がある。また尿器をもってきてもらう。あるいはトイレに行くまで間に合わない。あるいは補助具に関しては助けを必要とする。（おしめ使用は零点、念のため）

〈解　説〉

　この方式は、調べる項目数も少なく、慣れれば簡単に採点でき、点数の配分も非常によく考えて配分されているので（点数が高いほど自立の程度が高い）impairment の運動機能障害を調べるのに大変すぐれた方法と思われる。

　しかし実際の ADL はただ単に運動機能障害だけでなく、本人の知的障害、高次脳機能障害および本人の意欲度によっても影響をうける。本人が検査を拒否すればまったく成立しない（impairment と disability との差）。

　それによって生まれたのが、利用者の他人への依存の程度を主に調べる機能的自立度評価法である。日本リハビリテーション医学会による ADL 実態チェック表試案（1992 年）もこの考え方に従って作成されている（表 12）。

　介護サービス調査表は、原則的にはこの自立度評価法に従ってできているが、調査法の知りたいのは、さかのぼって介護量の程度を知りたいということなので、それを考慮して作られている。たとえば歩行については、できるか、できないかによって介護量が変ってくるので、①つかまらないでできる。②なにかにつかまればできる、③できない　の３段階方式で介護量を想定している。

　介護を必要とする者は、いずれにせよ運動機能障害重度の人たちなので、介護サービス調査表は、対重度者機能的自立度評価法といった方が適切なのかもしれない（表 13）。

表12　ADL実態チェック表試案

ADL 実態チェック表（案） 自立度または依存度の評価							

患者氏名 _____　（男、女）　年齢 ____　病名 _____　障害名 _____
環境(病院、施設、自宅 他：　　　)　評定年月日 _____　評者名 _____（職種：　　　）

通　則
Ⅰ　身体機能や能力をチェックするのではなく、実際に行っている ADL について、その自立度または依存度をチェックする。
Ⅱ　患者の実際の生活を知っている人、またはその人から情報を得た人がチェックする。
Ⅲ　現在生活している環境下での実施状況についてチェックする。
Ⅳ　評定は以下の基準に従って行う。
　〈自　立〉0：（完全自立）健常時に比べて、または健常者に比べて能力低下なし。
　　　　　　1：（準自立）健常時に比べて、または健常者に比べて能力低下はあるが自立している。
　　　　　　2：（限定自立）本人用または身障者用の工夫、道具、設備の補助を得て自立している。
　〈人的依存〉3：（部分依存）一部の過程について、他人の監視、介助または、介護を受けている。（補助具使用などの有無を問わない）
　　　　　　4：（全面依存）ほぼ全過程について、他人の監視、介助または介護を受けている。
　〈重複依存〉5：（人、機器依存）評定4に加えて、介護機器、設備等を用いている。
　　　　　　6：（複数者依存）2人以上の介護に依存している。
　〈評定不適〉7：（評定不能）介助の有無にかかわらず、その行為をしていない。
Ⅴ　使用中の自助具、機器、設備、工夫の内容、介助、介護について特記すべき事項、その他は備考欄に記入する。
Ⅵ　食事、排泄、整容、更衣、入浴の評定は、それを行う場所までの移動を含まない。

大項目	小項目	自立度または依存度				備　考 （環境条件、使用中の自助具、機器、設備、工夫の内容、介助、介護等について記入）
		自立	人的依存	重複依存	評定不適	
コミュニケーション	指示の理解	0　1　2	3　4		×	
	意思の表示	0　1　2	3　4		×	
	電話機の使用	0　1　2	3　4		×	
起居	起き上り	0　1　2	3　4	5　6	×	
	腰かけ姿勢の保持	0　1　2	3　4		×	
	移乗	0　1　2	3　4	5　6	×	
屋内移動	同一フロア	0　1　2	3　4		×	
	車椅子使用	1　2	3　4		×	
	階段	0　1　2	3　4	5　6	×	
食事	摂食	0　1　2	3　4	5　6	×	
	服薬	0　1　2	3　4		×	
排泄	排尿（昼間）	0　1　2	3　4	5　6	×	
	排尿（夜間）	0　1　2	3　4	5　6	×	
	排便	0　1　2	3　4	5　6	×	
	生理（女子）	0　1　2	3　4	5　6	×	
整容	洗顔	0　1　2	3　4		×	
	口内衛生管理	0　1　2	3　4		×	
	整髪	0　1　2	3　4		×	
	髭そり	0　1　2	3　4		×	
	洗髪	0　1　2	3　4		×	
更衣	衣服	0　1　2	3　4	6	×	
	義肢装具	1　2	3　4	6	×	
	靴	0　1　2	3　4		×	
入浴	浴槽の出入り	0　1　2	3　4	5　6	×	
	洗体	0　1　2	3　4	5　6	×	

この表の評定には詳しい手引き書があるが省略する。

表13 介護サービス調査表のADLの部

1)	寝返りについてあてはまる番号に一つだけ○をつけてください	1 できる　2 なにかにつかれればできる　3 できない
2)	起き上がりについてあてはまる番号に一つだけ○をつけてください	1 つかまらないでできる　2 なにかにつかまればできる　3 できない
3)	両足でついた状態での座位保持についてあてはまる番号に一つだけ○をつけてください	1 できる　2 自分の手で支えればできる　3 支えてもらえばできる　4 できない
4)	両足がつかない状態での座位保持について、あてはまる番号に一つだけ○をつけてください	1 できる　2 自分の手で支えればできる　3 支えてもらえばできる　4 できない
5)	立ち上がりについてあてはまる番号に一つだけ○をつけてください	1 つかまらないでできる　2 なにかにつかまればできる　3 できない
6)	両足での立位保持についてあてはまる番号に一つだけ○をつけてください	1 支えなしでできる　2 なにか支えがあればできる　3 できない
7)	片足での立位保持についてあてはまる番号に一つだけ○をつけてください	1 支えなしでできる　2 なにか支えがあればできる　3 できない
8)	歩行についてあてはまる番号に一つだけ○をつけてください	1 つかまらないでできる　2 なにかにつかまればできる　3 できない
9)	移乗についてあてはまる番号に一つだけ○をつけてください	1 自立　2 見守り（介護側の指示も含む）　3 一部介助　4 全介助
10)	尿意、便意を意識しているかについてあてはまる番号に一つだけ○をつけて下さい	ア 便意　1 あり　2 ときどき　3 なし イ 尿意　1 あり　2 ときどき　3 なし
11)	排尿後の後始末についてあてはまる番号に一つだけ○をつけてください	1 自立　2 間接的援助　3 直接的援助　4 全介助
12)	排便後の後始末についてあてはまる番号に一つだけ○をつけてください	1 自立　2 間接的援助　3 直接的援助　4 全介助
13)	一般家庭用浴槽の出入りについてあてはまる番号に一つだけ○をつけてください	1 自立　2 一部介助　3 全介助　4 行っていない
14)	洗身についてあてはまる番号に一つだけ○をつけてください	1 自立　2 一部介助　3 全介助　4 行っていない

15) 清潔についてあてはまる番号に一つだけ○をつけてください	1 自立　2 一部介助　3 全介助	
ア　口腔清潔	1　2　3	
イ　洗顔	1　2　3	
ウ　整髪	1　2　3	
エ　つめ切り	1　2　3	
16) 食事摂取についてあてはまる番号に一つだけ○をつけてください	1 自立　2 見守り（介護側の指示を含む）　3 部分介助　4 全介助	
17) 衣服着脱についてあてはまる番号に一つだけ○をつけてください	1 自立　2 見守り　3 一部介助　4 全介助	
ア　ボタンのかけはずし	1　2　3　4	
イ　上衣の着脱	1　2　3　4	
ウ　ズボン、パンツの着脱	1　2　3　4	
エ　靴下の着脱	1　2　3　4	

第3節　生活関連動作と社会関連動作

今までADLについて解説し、具体的評価法まで述べてきたが、ADLが自立しているからといって、それで人が自立的在宅生活が可能かというとそうではない。自立的在宅生活可能になるためには、次に述べる生活関連動作と社会関連動作が完全といわないまでも、自立していなければ不可能であろう。

この場合、生活関連動作は動作面を、社会関連動作は対人的技術と解してもよい。

一般に生活関連動作とは、

①買物（貨幣の取り扱い、金銭の計算等も含む）

②調理および食事の支度

③家屋内の清掃および整理整頓

④洗濯

⑤外出とくに公共の乗物の乗り降り

⑥服薬管理

⑦金銭管理（自宅での）

今では病院またはデイサービスへの送り迎へなどもこのなかに含まれるといえよう。

次に社会関連動作とは、

①コミュニケーション

②電話の使用

③必要な手紙のやりとり

④銀行等への預金の出し入れ→別記（第5節）

⑤役所への書類の提出

⑥ごみ捨て

さらに社会関連動作には、社会生活技能的な面を広くとりいれた方式も存在する。たとえば、他人と会食できるか、健康管理ができるか、自己主張できるか、簡単な交渉または依頼ができるか、住宅の管理ができるかなど。しかし、はっきりいって、生活関連動作も社会関連動作もまだ学問的に概念統一も領域範囲の設定もしっかりなされていない。それだからといって、介護する側にとってその重要性は変るところがない。

介護サービス調査表が、上述の事柄に触れている部分を抽出してみると次のとおりである。

A 生活関連動作

1) 居室の掃除についてあてはまる番号に一つだけ○をつけてください	1 自立　2 部分介助　3 全介助
2) 薬の内服についてあてはまる番号に一つだけ○をつけてください	1 自立　2 部分介助　3 全介助
3) 金銭の管理についてあてはまる番号に一つだけ○をつけてください	1 自立　2 部分介助　3 全介助

B 社会関連動作

1) 意志の伝達についてあてはまる番号に一つだけ○をつけてください	1 調査対象者が意志を他者に伝達できる 2 ときどきできる 3 ほとんどできない 4 できない
2) 介護側の指示への反応についてあてはまる番号に一つだけ○をつけてください	1 介護側の指示が通じる 2 指示がときどき通じる 3 指示が通じない

　私が、ここで生活関連動作と社会関連動作をとりあげたのは、これらの仕事が介護福祉士の仕事と関連深いからである。

　生活関連動作は、また手段的日常生活動作ともまた家政学的範囲での生活援助とも表現されるが、家政学的範囲の生活援助となるともっと積極的な面も強調されるだろう。すなわち被介護者の居室の衛生管理、食事内容の栄養・特別食管理、衣服・寝具等の修繕・被服工夫、住宅の環境改善等である。国はこれを心得ていて、日常生活援助ということばを使っている。

　ここで、問題になるのが銀行預金の出し入れを含めた金銭管理の問題であるが、これはこの章の最終節に別記する。

第4節　痴呆にかかわる実態評価

　痴呆にかかわる評価は、①診断のための評価と②実態を知るための評価とがある。

　①診断のための評価は、痴呆は知的障害という患者自身の人権にかかわる問題なので、診断は慎重に医師によってなされなければならない。そのための評価法として改訂長谷川式簡易知能評価スケールあるが、これは表14で参照されたい。

　②の実態を知る評価は、とりもなおさず介護量を知る手がかりとなるので、重要である。しかしその具体的な評価表となると統一されたものがないので、

とりあえず介護サービス調査表でとりあげられている項目を示す。

A 理解についてあてはまる番号に一つだけ○をつけてください

ア	毎日の日課を理解することが	1 できる　2 できない
イ	生年月日や年齢を答えることが	1 できる　2 できない
ウ	面接調査の直前になにをしていたか思い出すことが	1 できる　2 できない
エ	自分の名前を答えることが	1 できる　2 できない
オ	今の季節を理解することが	1 できる　2 できない
カ	自分のいる場所を答えることが	1 できる　2 できない

B 行動についてあてはまる番号に一つだけ○をつけてください

ア	ひどい物忘れが	1 ない　2 ときどきある　3 ある
イ	まわりのことに関心が	1 ない　2 ときどきある　3 ある
ウ	物を盗られたと被害的になることが	1 ない　2 ときどきある　3 ある
エ	作話をし周囲にいいふらすことが	1 ない　2 ときどきある　3 ある
オ	実際にないものが見えたり、聞こえたりすることが	1 ない　2 ときどきある　3 ある
カ	泣いたり笑ったりして感情が不安定になることが	1 ない　2 ときどきある　3 ある
キ	夜間不眠あるいは昼夜の逆転が	1 ない　2 ときどきある　3 ある
ク	暴言や暴行が	1 ない　2 ときどきある　3 ある
ケ	しつこく話をしたり不快な音を立てることが	1 ない　2 ときどきある　3 ある
コ	大声をだすことが	1 ない　2 ときどきある　3 ある
サ	助言や介護に抵抗することが	1 ない　2 ときどきある　3 ある
シ	目的なく動き回ることが	1 ない　2 ときどきある　3 ある
ス	「家に帰る」等と言い落ち着かないことが	1 ない　2 ときどきある　3 ある
セ	外出すると、病院、施設、家などに1人で戻れないことが	1 ない　2 ときどきある　3 ある
ソ	1人で外に出たがり目を離せないことが	1 ない　2 ときどきある　3 ある
タ	いろいろな物を集めたり、無断でもってくることが	1 ない　2 ときどきある　3 ある
チ	火元の始末や火元の管理ができないことが	1 ない　2 ときどきある　3 ある
ツ	物や衣類を壊したり破ったりすることが	1 ない　2 ときどきある　3 ある
テ	不潔な行為を行うことが	1 ない　2 ときどきある　3 ある

| ト　食べられない物を口に入れることが | 1 ない　2 ときどきある　3 ある |
| ナ　周囲が迷惑している性的行動が | 1 ない　2 ときどきある　3 ある |

第5節　地域福祉ケアにおける金銭管理等の問題について

　在宅ケアにおける金銭管理の問題は、もし被介護者が金銭管理を行えなくてかつ家庭内に主たる家庭介助者が不在の場合（独身者の場合）生じてくるであろう。介護保険が始まった当初は、このような人はおそらくなんらかの入所施設入所適というような介護プランが立てられ実施されていると思うが、法の趣旨からいって、このような人でも在宅生活を希望した場合は拒否できなくなるだろう。

　金銭の取り扱いは、現場で忙しく働く人たちにとっては、間違いを起こすことがいけない問題だけにおそらく迷惑であるし、被介護者が被害妄想的な精神状態にあるときは誤解も生じ得るし、それだけに避けて通りたいし、またそれが常識と思われる。

　入所施設等では、デスクワークを行う社会福祉士または社会福祉主事のような人がいて、入所中の障害者の金銭管理も公開を原則として止むなく代行していると思われる。

　在宅サービスまたはケアになると、複数の人が1人に対して、日・時間をちがえて交代に介護を行うだろうから、それだけに責任の所在もうすくなりがちである。

　そんなときの金銭管理に関して、役立つのが障害者または高齢者の後見支援センターである。ここに千葉県の場合をあげる。

　後見支援センターは判断能力が十分でないために適切なサービス提供を受けられない人たちに対して、次のようなサービスを契約にもとづいて提供して、自立した地域生活が障害のある人でも高齢の人でも送れるように支援する。た

表14 改訂長谷川式簡易知能評価スケール (HDS-R)

検査日　　年　　月　　日		検査者(　　　　)	
氏名：	生年月日　　年　　月　　日		年齢：　　歳
性別：　男　女　　教育年数（年数で記入）：　　年		検査場所	
診断名：	（備考）		

1	お歳はいくつですか？（2歳までの誤差は正解）		0　1
2	今日は何年何月何日ですか？ （年月日・曜日が正解でそれぞれ1点ずつ）	年 月 日 曜日	0　1 0　1 0　1 0　1
3	私たちが今いるところはどこですか？（自発的にでれば2点、5秒おいて家ですか？　病院ですか？　施設ですか？　のなかから正しい選択すれば1点）		0　1　2
4	これから言う2つの言葉を言ってみてください。あとから聞きますので覚えておいてください。 （以下の系列のいずれか1つで、採用した系列に○印をつけておく） 1：a)桜　b)猫　c)電車　2：a)梅　b)犬　c)自動車		0　1 0　1 0　1
5	100から7を順番に引いてください。（100－7は？　それから7を引くと？　と質問する。最初の答が不正解の場合打切る。	(93) (86)	0　1 0　1
6	私がこれから言う数字を逆から言ってください（6-8-2、3-5-2-9を逆に言ってもらう。3桁逆唱に失敗したら打ち切る。	2-8-6 9-2-5-3	0　1 0　1
7	先ほど覚えてもらった言葉をもう一度言ってみてください。 （自発的に解答あれば各2点、もし回答なければ下のヒントを与え正解であれば1点　a)植物　b)動物　c)乗り物		a：0　1　2 b：0　1　2 c：0　1　2
8	これから5つの品物を見せます。それを隠しますのでなにがあったか言ってください（時計、鍵、タバコ、ペン、硬貨など必ず相互に無関係のもの）		0　1　2 3　4　5
9	知っている野菜の名前をできるだけ多く言ってください。答えた野菜の名前を記入する。途中で詰まり、約10秒待っても出ない場合はそこで打ち切る。0〜5＝0点　6＝1点　7＝2点　8＝3点　9＝4点　10＝5点		0　1　2 3　4　5
20点以下は痴呆の疑い		合計得点	

だしこの機関のサービスは有料なので、契約時には、家族の人、信頼できる人に一度来てもらわなければならない欠点がある。1回かぎりの契約料は意外に高いが、年会費3,000円払えば、かなりのサービスが受けられる。この機関はさらに運営監視委員会にて監視を受ける。

＜サービスの内容＞

a　財産管理サービス

　①日常的な生活費に要する預貯金の出納代行

　②公共料金、税金、医療費等の支払い代行

　③年金、手当等の受領確認

b　福祉サービス利用援助

　①福祉施設や在宅福祉サービスに関する情報提供

　②福祉施設や在宅福祉サービスの利用手続き援助

　③苦情解決制度の利用援助

c　財産保全サービス

　財産の金融機関の貸金庫利用援助（預貯金通帳、保険証書、不動産権利証、契約書、実印等）

d　弁護士、司法書士、社会福祉士紹介サービス

　専門的な援助や助言が必要な人に対しては、弁護士、司法書士、社会福祉士を紹介する。

e　その他

　虐待をはじめ、権利侵害等の相談については、その問題解決に向けて、関係機関との調整を行う。

申込み方法：居住地の市町村福祉協議会に申し込む。協議会では、申込みを受けると、その内容を後見支援センターに流す。後見支援センターでは専門員が利用者の自宅を訪問し、説明を行ってから、後見支援センターと利用者が契約を結ぶ。そして利用者の希望に沿って策定された支援計画にもとづいて、生

活支援員がサービスを提供する。

第2章　介護保険法によるリハビリテーション(福祉)の展開

第1節　日本におけるリハビリテーションの流れと問題点

　従来、わが国で行われてきたリハビリテーション医療面での実施面の流れについて簡潔に述べ、その問題点を指摘しておきたいと思う。
　①元来、障害には、その原因となったところのdiseaseが存在し、その時間軸としての流れは
　disease → impairment → disability → handicapと流れる。これをリハビリテーションの展開という。この流れは標準的な流れについて述べたのであるが、実際は個々のケースにおいてちがう。たとえば先天的なdiseaseにおいては、diseaseの部分はほとんどなくて、impairmentとdisabilityとhandicapは、時間的には同時的に問題があり、対応については、同時対応の形をとる。それに反して心理的問題は、本人の成長過程に合わせ、ゆっくりした時間経過で対応してもよいということになる。切断についてはdiseaseとimpairmentが同時対応、同時処理という形をとる。それによりdisabilityと心理的問題がかなり軽減した形で対応可能となる。
　麻痺性疾患についても、リハビリテーションにかなり進歩的、積極的考えをもつ人は、(超)早期リハビリテーションの有効性を強調するが、そのときはdiseaseはdisease-impairment complexの概念をもつ。慢性関節リウマチではこのdisease-impairment complexが常態的に存在するということになる。
　②今までのリハビリテーションの展開は、すべて医療の枠内、すなわち医師

の指示により展開された。その費用はすべて医療保険で支払われていたということを標準型とし、その枠外からはずれたものは本人の申請により福祉の枠内で取り扱われたということで、医療の枠と福祉の枠とが、法律、行政の面で別枠で取り扱われていた。この意識は、現在でも医療関係者、福祉関係者にないとはいい切れないし、現実に40歳以前に発症したimpairmentはこの概念のもとに処遇される。介護保険法はこの医療と福祉は別枠という考え方に一石を投じる形となっている。そういう意味から、介護保険法がうまく運ばれるか否かは、かかって医療側の専門職の協力によるといえるかもしれない。

③こういうことを念頭におきながらリハビリテーションの展開を眺めてみよう。

今までのリハビリテーション医療の流れはdisease-impairment complex（急性期）に対しては、一般病院病棟またはリハビリテーション病棟において、主に医師、看護婦、ときに医師の指示にもとづいて、理学療法士、作業療法士等による病棟内訓練等で処遇された。

次いで、準慢性期または慢性期にいたって、リハビリテーション棟に移され、リハビリテーション医と看護婦のもとの管理下におかれ、昼間から理学療法士、作業療法士、言語聴覚士(1)等の訓練を受ける。リハビリテーション科が常設されていない病院では、通常はリハビリテーション病院に転院させられるか、場合により退院させられることもあった。完全な慢性期・維持期になれば、リハビリテーション科のある病院へ通院、理学療法、作業療法、言語療法（註1）等の外来訓練を受け、ときどき医師のチェックを受ける。以上は費用的に医療保険の枠内で対応されるが、費用および生活費の面で、利用者が対応できないときのみ、申請により福祉的処遇をうけた。

これを利用者側から見ると、disease-impairment complexのdisease部分に対しては、いわゆる急性期医療または救命医療を受け、impairment部分に対しては、二次的障害予防対策をリハビリテーション医、看護婦、理学療法

士、作業療法士等から受けていたことになる。次いで準慢性期になると、その impairment に対し、理学療法士、作業療法士、言語聴覚士等から機能改善訓練（潜在能力の開放を目ざして）、残存能力の開放を目ざしての福祉的医療機器を使っての disability 訓練と自立指導、そして ADL 自立をめざしての病棟での看護婦および作業療法士からの ADL 訓練と二次的障害の予防が行われる。それと併行して impairment の機能改善を目ざしての医師による外科治療および一般的な合併または偶発的疫病予防という形で内科医、看護婦による健康管理も行われる。そして維持期となれば、通院により、ひきつづき理学療法士、作業療法士、言語聴覚士等による外来訓練と外来指導と医師による訓練進行度チェックと一般健康管理が行われる。このとき利用者が通院不能のときがあれば、そのときは（保険医療範囲内で）、医師の指示または依頼により訪問看護および訪問訓練を受けるという形になっていた。

また handicap に対しては、医療関係者は、メディカルソーシャルワーカーを通して地域福祉ケアを紹介する。または福祉機器の必要手続きを教える。または家屋改善・補修を引き受ける業者を紹介する等の対応を行っていた。なおこのメディカルソーシャルワーカーを通じての紹介業務にはたいがいは費用面で福祉面での保障があった。

障害者自身在宅の最大の難関である介護がほしい場合の対応は、ほとんどがメディカルソーシャルワーカー、地域行政機関福祉事務所または福祉協議会を通しての福祉的対応であった（ヘルパー派遣事業）。

以上が、現在でも障害者が40歳以下か、家庭内で ADL 自立している、または家庭内に豊富な介助力をもっている場合は成立可能である。

④しかし障害が重く、なんらかの ADL 介助を必要とする、家庭内に豊富な介助者がいない場合が問題となる。

ひるがえって介助者の立場になると、介助にはある程度筋力を要する。それだけでなく細かな心配りとある程度の医療知識（専門知識）を必要とする。時

間がとられる、時間がとられなくても常時待機を必要とする、際限がない等々、非常に孤立感に悩まされる事柄がならぶ。また障害者自身がその家庭の主となる収入源であった場合は、その家庭自体の生活費が困るであろうし、障害者を自宅においたままでも働きにいく等の問題も生ずるし、医療費、ヘルパー費用等の出費も見逃せなくなる。

　障害者側から見た場合は、障害は病気と同じく不条理的なもので、その不自由性は数限りがない。およそ憲法の保障するところの最低限の文化生活とはほど遠いものになる。それからもう一つ大切なことは、わが国では人々の意識のなかに依存的体質があり、なにか科学的な事柄すなわち医療によりかかっていれば、なんとかなるという漠然たる希望のもとに時間軸に沿って流れていくという風潮があった。したがってその時間軸に流れていくかぎり不満というストレスがたまるだけになる。そのストレスから脱け出すには、障害受容が必要なのであるが、今までのリハビリテーション医療の流れのなかではその過程を正しくふんでいく時間的余裕もない。これでは余計者感覚以外人間的誇りが生じてくるはずもない。

　これに対しては、たとえ障害受容にいたらなくても、なんらかの意味で、家庭内以外の人との接触が必要であると思う。障害をもちながらの生きがいという項目では、このことは絶対と思われる（孤立、閉鎖空間からの脱出の重要性）。

　以上の内容から介護保険法は成立している（現在はそうでなくても、将来改良を加えていけば自然にそうなる）。そして理念的には医療と福祉との連携という形で行われる。

第2節　介護保険法によるリハビリテーション（福祉）の展開

　介護保険法によるリハビリテーションの展開は、審査認定という作業を通じ

て、要介護認定を経てはじめて具体的にケアプラン作成が行われる。

　①本人の地域役所への申請（ケアマネジャーによる代行可）──→ケアマネジャーによる調査・一次判定──→介護認定審査会による二次判定──→要介護度（支援度）認定

　②要介護度（支援度）認定が決まったら、それにともなう公費負担額（介護保険法による）が決まるので、ケアマネジャーと利用者および利用者の家族および役所の担当者（？）との間の合議制によりケアプランが決まる。

　ケアプランの作成は、ア）リハビリテーションが目ざす目標、イ）給付保険料と本人の希望による自己負担額の合計、ウ）本人の希望が在宅か否か、エ）本人が施設を希望すればどのような形でか、オ）地域市町村の福祉度（本人の自己負担額を市町村でどれくらい肩代わり可能か？）、キ）地域での実際の社会福祉資源がそのケアープランをどの程度まで実現可能にするか？等々によって決まってくると思われる（介護保険法では本人の負担額は、給付額の1割と決められている。実際にはこの額はバカにならない）。

　ケアプランが決まれば、役所は厚生省指定の業者、地域団体（法人格、医療法人もありうる）等に業務を委託する。

　③実際に利用者が利用できるサービスは次の項目である。

A　居宅サービス
　a）訪問介護
　b）訪問入浴介護
　c）訪問看護
　d）訪問リハビリテーション
　e）居宅療養管理指導
　f）通所介護（デイサービス）
　g）通所リハビリテーション（デイケア）
　h）ショートステイ──→短期入所生活介護

i）ショートステイ──→短期入所療養介護

　j）痴呆対応型生活共同介護

　k）福祉器具貸与

　なお法律では、居宅サービスのなかに、完全な福祉施設でない軽費老人ホーム、有料老人ホームの入所者にも、この概念をあてはめ、居宅扱いにしているところが注目される。

B　施設サービス

　a）介護老人福祉施設──→特別養護老人ホーム

　b）介護老人保健施設──→老人保健病院

　c）介護療養型医療施設

　次に法令に準拠して以上の項目の解説をする。

　A-a：訪問介護とは、居宅において介護福祉士その他厚生省令で定める者（俗にいうヘルパー＝訪問介護員）により行われる入浴、排せつ、食事等の介護その他の日常生活上の世話であって厚生省令で定めるもの（入浴、排せつ、食事等の介護、調理、洗濯、掃除等の家事生活等に関する相談、助言その他の居宅要介護者等に必要な日常生活上の世話）をいう。

　A-c：訪問看護とは居宅において看護婦その他厚生省令で定める者（保健婦（士）、準看護婦（士）、理学療法士、作業療法士）により行われる療養上の世話または必要な診療の補助をいう。

　A-d：訪問リハビリテーション：居宅において、その心身の機能維持を図り、日常生活の自立を助けるために行われる理学療法、作業療法その他必要リハビリテーション（言語療法？）をいう。

　A-e：居宅療養管理指導、居宅要介護者について　病院、診療所、または薬局の医師、歯科医師、薬剤士その他の厚生省令で定める者（歯科衛生師、管理栄養士）により行われる療養上の管理および指導であって厚生省令で定めたものをいう。

A-f：通所介護（デイケア）　特別養護老人ホームおよび老人デイサービスセンターに通わせ、当該施設において入浴および食事の提供（これにともなう介護を含む）その他の日常生活上の世話であって厚生省令で定めるもの（生活等に関する相談、助言、健康状態の確認、その他の居宅要介護者に必要な日常生活上の世話をする）および機能訓練を行うことをいう。

A-g：通所リハビリテーション　居宅要介護者について　介護老人保健施設、病院・診療所その他の厚生省令で定める施設に通わせ、当該施設において、その心身の機能維持を図り、日常生活の自立を助けるために行われる理学療法、作業療法その他必要なリハビリテーションを行うことをいう。

A-h：短期入所生活介護　老人短期入所施設（特別養護老人ホーム、養護老人ホーム）に短期間入所させ、当該施設において、日常生活上の世話および機能訓練を行うことをいう。

A-i：短期入所療養介護　介護老人保健施設、介護療養型医療施設その他厚生省令で定める施設（病院または痴呆型老人に対応できる国立病院）短期間入所させ、当該施設において、看護、医学的管理のもとにおける介護および機能訓練、その他必要な医療ならびに日常生活上の世話をすることをいう。

A-j：痴呆対応型生活共同介護　要介護者であって、痴呆状態にあるもの（いちじるしい精神症状を呈する者およびいちじるしい行動異常がある者、ならびにその者の痴呆の原因となる疾患が急性状態にある者は除く）について、その共同生活を営むべき住居において、入浴、排せつ、食事等の介護その他の日常生活上の世話および機能訓練を行うことをいう（通所の状態で時間限定はない）。

B-a：介護老人福祉施設　特別養護老人ホームに入所する要介護者に入所する要介護者に対し施設サービス計画にもとづいて、入浴、排せつ、食事等の介護その他の日常生活上の世話および機能訓練を行うことをいう。

B-b：介護老人保健施設　病状が安定した要介護者に対し、施設サービス計

画にもとづいて、看護、医学的管理下における介護および機能訓練その他の必要な医療および日常上の世話を行う。

　B-c：介護療養型医療施設　痴呆の状態にありかつ病状が安定した要介護者に、施設サービス計画にもとづいて、療養上の管理、看護、医学的管理のもとにおける介護その他の世話および機能訓練その他の必要な医療を行う。

　現在での傾向として、要支援判定（註2）程度の者であれば、どちらかといえば、通所リハビリテーション、ホームヘルパー（家事援助）、住宅改修、福祉器具貸与等を選び、主たる家族介助者の休養のためのショートステイが選ばれるだろう。この場合も痴呆があれば、デイサービスか痴呆対応型グループホームが選ばれるだろう。

　要介護認定となると、通所よりも訪問の比率が増えてくる。程度が重くなるにつれて、訪問入浴の必要性が生じる。と同時にショートステイの割合もぐっーと増えてくるにちがいない。痴呆をともなうとなれば対応可能の施設が通所では痴呆対応型共同施設（グループホーム）、ショートステイでは介護療養型医療施設とかぎられてくるし、ショートステイの条件が病状安定期とかぎられているため、問題行動を起こした場合は、精神科のある病院の入院とならざるを得ない場面が考えられる。

　現在では、居宅の場合は、家庭に主たる介助者があるときのみ居宅サービスを受けることが可能で、独身者の場合は、要支援判定でも特別養護老人ホームへの施設入所が余儀なくされる場合が多いのではないかと考えられる。

　いずれにせよ、介護保険法が始まったばかりで、現在は経過を見守る以外にてだてがないが、経過により種々の問題点が派生してくるにちがいなく、その問題点解決によって、障害者の基本的人権が徐々に向上してくることが望まれる。

第3章　第2号保険者給付の要件となる特定疾病について

1）筋萎縮性側索硬化症→本文参照のこと

2）後縦靱帯硬化症

　脊柱管の前方は、主に椎体と椎間板、側方部は各椎骨の椎弓根部、後方は椎弓で構成され、脊柱管の内側の腹側には、後縦靱帯、側方と後方では黄色靱帯が内壁を覆っている。この後縦靱帯に石灰沈着が現われ、脊椎管狭窄症状を示したものを後縦靱帯硬化症という。靱帯石灰化はいくつかの椎骨に連続して現われる場合、分節的に現われる場合、孤立して現われる場合とがある。

3）骨折をともなう骨粗しょう症

　骨格は骨成長を終えた後も、破骨細胞による骨吸収とそれにつづく骨芽細胞による骨量形成による骨基質の更新が起こっている。再造形は一群の破骨細胞と骨芽細胞で形成される機能単位によって行われ、各機能単位は数カ月間機能として一定量の骨を置換する。正常では骨吸収と骨量再生は等量であるが、高齢化とともに骨吸収＞骨生成という形をとってくる。骨量が同性、同年齢の人の量に比較して、病的に減少したものが骨粗しょう症である。骨粗しょう症は、低骨量と骨組織の微細構造の荒廃を特徴とし、その結果骨の脆弱性が増し、病的な骨折を起こしやすいような状態となる全身的な骨疾患である。骨粗しょう症によって起こるもっとも頻度の多い骨折は、橈骨遠位端骨折、胸椎および腰椎の圧迫骨折、そして大腿骨頚部骨折である。

　骨粗しょう症を基盤として起こる大腿骨頚部骨折は、65歳以上の加齢により増加し、女性が男性の約3倍多い。本症状は難治性であるとともに臥床を必要とするところから、高齢者を寝たきり状態におとしいれ、かつ生き甲斐を喪失せしめ致命的になるところから、注目させられている。治療法はそれゆえ早

期訓練を可能ならしめる大腿骨頭置換手術（人工骨頭手術）が選ばれるのがふつうである。

　4）シャイ、ドレガー症候群

　中年以降に発症し、常染色体優性遺伝すると考えられている。症状は特発性の起立性低血圧による立ちくらみおよび失神を主訴とする。男子ではインポテンツを主訴とすることも多い。また尿失禁もみられる。起立性低血圧は、仰臥位と立位との間で血圧の差が通常 30 mm Hg 以上もあって、2～3分持続する。この間脈搏数に変化がない。膀胱は無力性膀胱障害で膀胱容量は増加し失禁をともないかつ残尿がある。直腸括約筋の収縮不全や、発汗低下または消失もあり、ホルネル症候群（交感神経系の障害による縮瞳、対光反射はある。軽度の眼瞼下垂、患側顔面の発汗異常をもとなう）も見られる。病変が進行すると筋固縮、振戦などのパーキンソニズムを中心とした錐体外路症状、および手足の協調不全などの小脳症状も加わる。眼では紅彩萎縮も見られる。

　5）初老期における痴呆（アルツハイマー病）→本文参照のこと

　6）脊髄小脳変性症

　脊髄小脳変性症は、脊髄、小脳、脳幹などに種々な程度に病変を有し、臨床症状もいろいろな組み合わせがあって複雑である。遺伝性のはっきりしているものもあれば非遺伝性のものもある。いずれの症状においても失調性歩行等の歩行障害を示す。多くの型が見られるので次のように分類されている。詳しくは成書参照のこと。

　　ア）小脳障害型

　　　　a）実質性小脳変性症（晩発性皮質性小脳萎縮症）

　　　　b）オリーブ、橋、小脳萎縮症

　　　　c）ホルメス型家族性小脳失調症

　　　　d）メンシェル型遺伝性失調症

　　イ）小脳・脊髄型　マリエ型失調症

ウ) 脊髄障害型　フリードリッヒ病、遺伝性痙性麻痺
エ) 小脳核と関連系
　　a) ハント症候群
　　b) 歯状核―赤核―淡蒼球―ルイ体萎縮症
オ) その他
　近年、原因不明の脊髄小脳変性症のなかから次々と代謝異常や免疫異常の存在が明らかになってきた。

7) 脊柱管狭窄症

　脊柱管は、頭蓋底にある大孔から仙椎にいたる間に作られる管状腔隙で、そのなかには脊髄および馬尾神経が包含されている。脊柱管の前方は、主に椎体と椎間板、側方は各椎体骨の椎弓根部、後方は椎弓で形成されている。脊柱管の内面の腹側には後縦靱帯、側方と後方には黄色靱帯が内壁を覆っている。脊柱管狭窄は、このような管がなんらかの原因で狭くなり、なかに包含される脊髄や馬尾神経が慢性的に絞扼された状態をさす。脊柱管は動作とともに、わずかながら伸縮も起きる。したがって神経組織への圧迫は、静的圧迫とともに動的圧迫も加わることになる。この神経組織の圧迫症状を呈した場合を脊柱管狭窄症と呼ぶ。

　中高年齢で男性の場合は、腰椎部の変形性脊椎症だけでも変形性狭窄が起こり得る。それにもし先天性の狭窄があった場合など、病態が加重してはっきり臨床症状をしめす。

　症状としては、馬尾性間歇性跛行といい、起立または歩行をつづけているうちに両足部から上行するしびれが出現し、歩行の続行不能となる。患者は前屈位またはしゃがみこんで数分休憩すると、下肢のしびれは急速に消褪し歩行可能になる。本症には一般に腰痛、下肢痛はない。

8) 早　老　症

　定義どおり暦年齢に比べて、老化現象が早期から見られる疾患をいうが、古

典的早老症といわれる疾病の一つであるハッチンソン・ギルフォード症候群は、発症が1〜2歳に始まる小児に見られる疾病である。その意味で使われるならダウン症候群、ヌーン症候群、コケイン症候群もそれに該当する。これら疾患群はふつう寿命的に短い（ハッチンソン・ギルフォード症候群の平均寿命は13.4歳）。ただこれらの疾患も、現在では寿命が長くなっている場合もある。早老症というのはそういうことを顧慮しているのか真意不明である。

とりあえず、ここでは古典的早老症で発病が成人期にある、ウェルナー症候群について症状を記載する。

ウェルナー症候群：15〜30歳で発病、思春期で成長停止し、痴呆、または知的発達障害、心不全がある。

症状はその他に、高い声、筋萎縮、顔は老人性で幅広い顔をもつ、鼻はくちばし状につまんだような高い鼻で、早期に歯の喪失がある。ずんぐりした体幹で女性型乳房、小さな陰茎、睾丸をもつ。手足も細い。禿頭または早発性白髪と疎な毛髪がある。眼には両側性若年性白内障、盲、黄斑変性、色素性網膜炎、脈絡膜網膜炎等の所見がある。

皮膚には、脂肪組織減少、皮膚萎縮、強皮症様皮膚、四肢かいよう、毛細血管拡張円形角化症等の症状をともなうことがある。

染色体に不安定性の異常を認め、染色体疾患か遺伝性疾患か現在のところ不明。

9）糖尿病性神経異常

　　〃　　　腎症

　　〃　　　網膜症

糖尿病の概観については、すでに本文で行ったが、ここでは糖尿病の三大合併症について述べる。

ア）糖尿病性ニューロパチー（神経異常）：ふつう糖尿病性の神経障害は、多発性神経症の臨床像を示し、稀に限局性の神経症を起こす。限局性神経症に

は脳神経系を侵すことがあり、眼外転筋筋麻痺が多い。神経障害の原因としては、糖尿病による代謝障害から起こる場合と、末梢神経線維内の小血管障害から起こる場合と二つがある。

一般に痛み、しびれなどの自覚症状、振動覚その他の知覚低下というような知覚障害が主として見られ、四肢とくに下肢の末梢部に左右対称性にみられる。それとともに、腱反射の減弱、消失を生じる。発症は緩徐、経過は慢性で治療に反応しないものがある。また自律神経系の侵襲も少なくなく、起立性低血症、下痢、便秘、インポテンツ、排尿障害、瞳孔異常もみる。

イ) 糖尿病性腎症

病理学的には、糖尿病性糸球体硬化と動脈および細動脈性腎性硬化症の二つがあるが、主体は腎内の細小血管症である。

症状は、最初間歇的タンパク尿であるが、そのうち持続性タンパク尿となり、その後高血圧、腎機能低下が出現し、これにともなうネフローゼ症候群も多発する。腎機能低下は進行性である。この病状が腎透析療法患者の最大の死因となる。

ウ) 糖尿病性網膜症

これに単純性と増殖性の二つの形があり、増殖性の方が失明にいたる危険性が高い。糖尿病の罹患年数が20年以上になるとなんらかの網膜症がほとんどに出現するが、30年以上の罹患年数場合は95％に発生するといわれている。

単純性の網膜症の場合は、糖尿病のコントロールが第1で、増殖性の網膜症の場合は、広範な光凝固療法と薬物投与が考えられ眼科的治療が大切となる。

10) 脳血管障害──→本文参照のこと

11) パーキンソン病──→本文参照のこと

12) 閉塞性動脈硬化症

閉塞性動脈硬化症は、脳または内臓にいく比較的大きい動脈の閉塞疾患も考えられるが、ここでは末梢性動脈硬化症について記述する。閉塞性動脈硬化症

には、高脂血症にもとづく動脈硬化と、糖尿病による細小血管症にもとづくものと二つがある。前者は下肢の比較的高位とくに骨盤内に起こり、後者は下肢の比較的末梢部位に起こるのが特徴。いずれにせよ閉塞部位以下の下肢壊死が起こり、切断手術にいたる重篤な疾患となる。

13）慢性関節リウマチ──→本文参照のこと

14）慢性閉塞性肺疾患

体動により呼吸困難および常時痰または咳のある疾患群と理解される。

該当する疾患は、慢性気管支炎、慢性細気管支炎、慢性肺気腫等の疾患が考えられる。三者の鑑別診断は、レ線所見、肺機能検査、血液ガス検査、血液検査、心電図よりなされる。詳しくは内科学の成書を参照されたい。

15）両側膝関節および股関節にいちじるしい変形をともなう変形性関節症

両者とも代表的な四肢の変形性関節症であるが、成因、症状とで多少ちがいはある。が有痛性疾患で、それも安静で軽減し、荷重および歩行で増悪するところなどは同じである。

加齢的要因が強く、ふつうは慢性リウマチ関節炎とちがって一側性であるが、歩行時患側疼痛のため、免荷性歩行等により、他側に有痛性変形性関節症が起こりうる。こうなるといちじるしい歩行困難となり、車椅子使用も止むをえないであろう。

変形性股関節症は、膝関節とちがって成因に先天的股関節異常（脱臼、亜脱臼、臼蓋形成不全）があって大腿骨頭と臼蓋との不適合により荷重の不均衡性が成因の大きなものとして考えられ、ふつうあまり関節液貯留の症状は認めない。骨頭の荷重の不均衡性のうち負荷の少ない部分の骨増殖性変形も目立つ。これに反し、膝関節変形症は、誘因としての外傷性原因も考えられるが、一般には加齢および肥満がその成因として大きな部分をなす。初期には下腿の内反変形を起こすことが多い。また関節液貯留も軽度～中等度ある。

両者とも厳密な意味での原因はわかっていない。治療は初期の保存療法を経

て、人工骨頭置換術手術が適応となる。

註
(1) 理学療法、作業療法、言語療法：理学療法は、基本的動作能力の回復を目的とし、運動その他の物理的手段を用いる療法。現在では神経生理学的原理を応用した運動療法が主流となっている。

　作業療法は、障害をもつ人の主体的な生活を援助することを目的とし、応用動作訓練と手芸・工作等の作業を用いての訓練があるが、実際には理学療法士と同じ身体機能訓練も行える。

　理学療法士は、理学療法を行う専門職で、作業療法士は作業療法を行う専門職で、いずれも国家資格である。理学療法士も作業療法士も日常生活動作訓練の実施、援助、指導法には通暁している。なお作業療法は決して職業訓練でも前職業訓練でもない。

　言語療法は、言語聴覚士の国家資格をもった専門的業務で、その業務は、音声機能、言語機能または聴覚に障害のある者について、その機能の維持向上を図るため、言語訓練その他の訓練、これに必要な検査および助言、指導、その他の援助を行うこと。

　具体的にいえば、医師の指示のもとに、言語訓練の他に、聴覚検査、補聴器の調整・装着（耳型の採型を含む）、嚥下訓練、人工内耳の調整等の業務ができる。

　またリハビリテーション医学では、医師およびリハビリテーション業務にかかわる専門職は、利用者の家屋改造等にかかわる相談は、積極的に受けなければならないことになっている。
(2) 要支援判定：要介護状態となるおそれがある状態

第V部
ケアマネージングされた事例提示

　わが国で介護保険法が施行されてわずか4カ月しかたっていない。おそらく現場では混乱そのものであろう。私としても今、理想的、教科書事例を提示することはできない。下記事例においても、欠点を指摘すれば数多くあるだろう。皆さんもこれら事例の資料収集になにが不足かを考えてみることも有意義なことである。

　ただ下記に示した事例は、私にとっても貴重な症例なので、あえてコメントを避ける。

〈事例1〉　S.S.　74歳（1926生）、♀

1）病状の今までの経過

　平成8年1月、4回目の脳血管発作を起こし、Y病院に入院、平成8年5月退院、病名　脳梗塞、障害名　右半身不随、Y病院では理学療法等の治療・指導をあまり受けなかった。退院後は、N外科内科医院に通院加療している。主治医は整形外科学にも通暁しているといわれるN医師である。退院時には歩行不能、高度の上下肢の関節拘縮があり（4回目の発作後なので今回入院中だけでそうなったとは考えられない!!）、痰の自力での排出不能で、吸引器による喀痰排出は1日6回以上、食事内容は軟食・キザミ菜であった（嚥下障害

が当然疑われる）。

2) 平成12年5月　ケアマネジャー訪問時の現症

体格は低身長やせ型でるいそう気味である（推定障害名、脳梗塞頻回発作による四肢痙性麻痺＋仮性球麻痺＋運動性失語症）。いわゆる寝たきり状態。

両下肢とくに股関節・膝関節の屈曲変形が強く右側に倒している。ただし体幹変形はそう強くない。もともと右半身不随であるので、右上肢は変形が強く、右肩関節屈曲内旋内転変形、肘関節屈曲回内位変形、全手指屈曲変形が強く握った形で（母指内転位＋全手指の中手－指節間関節および指節間関節強度屈曲変形＋手関節掌屈位変形）で機能廃絶状態、左手で一部介助を受けながら食事をする。食事時は電動ギャッジベッドを40°にあげ、スプーンで自力摂取する。食事内容は軟食軟菜で魚の骨等は他人にとってもらう。

ベッドから車椅子の移乗も、下肢の関節痛があるため、複数人数の介助を受ける。車椅子は他力移動が主であるが、少し自力移動可、更衣、整容は全介助。大小便排泄はおしめ使用。

理解力は良好であるが、運動性失語症のため、自発語はほとんど発しない。こちらからの問いかけにyes、noのサイン（うなずく、首を振る）でコミュニケーションをする。褥創等の皮膚の変化はない（同居者による皮膚の手入れが良好なため？）。

3) 家族・同居人

本人は若いときに夫と死別している。3人のこども（娘1人、息子2人）を1人で成人まで（飲食業）育てあげる。

現在は、娘さんと同居しているが、娘さんは離婚後、再婚している。前の御主人との子が1人、現在の夫との子が2人、つまり孫が3人いる。2人のじつの息子さんとは別居中（2人とも独立、結婚世帯をもつ）。

本人は、若いときに夫と死別した関係もあって、ケアマネジャー訪問時には、年下の男性と内縁関係にあった。彼氏は老人で肝硬変＋喘息の病気もちであったが、本ケースに対しては愛情深く、大変立派な面倒を見ていた。

4）平成12年3月はじめ、介護認定申請
現状調査は法施行前ということでY市職員が行う。
3月中旬　介護認定（市役所で認定、要介護度5）。
Y市役所は、ケアプラン作成をN福祉サービス会社に依頼した。

5）ケアプラン作成
ア）身体介護　　i）毎週月　PM4時～PM6時
　　　　　　　 ii）〃　水　PM0時～PM2時

　　　　　介護内容　　食事
　　　　　　　　　　　おむつの交換
　　　　　　　　　　　更衣　　　　　　の介助
　　　　　　　　　　　整容動作　　　　（大部分介助）
　　　　　　　　　　　身体清拭

　　　　　その他、移乗動作・移動動作の介助と監視

　　　　　iii）第4日曜　　AM11時～PM2時
　　　　　　　　　　　　　PM4時～PM6時

　　　　　家族が買物等で不在、上記と同じ内容で行う。

イ）訪問看護　毎週火
　　　　　　　〃　金　　PM3時40分より30分間

　　　　　内容：訪問看護婦のバイタルチェック（すなわち血圧、脈博
　　　　　　　　数、全身視察）と定期的に浣腸により排便を行う。

ウ）訪問入浴　2週間に1度（不定期）、N福祉サービス会社により特殊浴

槽で施行　時間は PM 2 時 30 分〜PM 3 時 15 分

エ）その他に　介護保険給付外で（通常の医療保険で）医師による訪問診療を受けた。ちなみに毎日、降圧剤と鎮痛薬（下肢痛等に対して坐薬鎮痛薬、湿布等の外用薬）を服用していた。ときどき食欲増進のための胃ぐすり、風邪のときの風邪ぐすりを服用していた。

オ）介護保険による本人の1割負担は35,830円であるが、Y市の福祉対応でそれを20,000円で抑えた。

6）残念なことに、5度目の脳梗塞発作で介護保険実施後2カ月目の平成12年5月に死亡した。

本人は、在宅サービスを受けていたが、内縁の夫の愛情ある暖かい介護で精神的に大変満足していたとのことである。また東京近郊のY市の2階建の一戸住宅に住み、お孫さんも3人いたということ、愛犬を飼っていて、それにも満足していたということである。

〈事例2〉　S.S.　61歳（1939生）　♂

1）これまでの病状経過

本例は、発病前は、東京大手建設会社の部長職にあり、東京近郊Y市に一戸建の住宅をもっていた。

発病は8年前、53歳時、病名脳梗塞、障害名　右半身痙性麻痺＋失語症

発病後、入院加療、リハビリテーションを受けた（どこの病院、リハビリテーション科かは不明）。

ケアマネジャーが本症を知った2年前では、C県Cリハビリテーションセンターにて、主に言語療法と全身管理を主体として、当該センターのリハビリテーション科S医師の通院治療を受けていた。

介護していた妻が肺がんのため平成10年6月に死亡。これ以前に妻の入院によりY市ボランティア団体Fの会員になって、ボランティア活動による介護を受けていた。

2) 2年前の病歴

障害名、脳血栓初回発作による右半身痙性麻痺＋失語症

移動は、右下肢にプラスチック短下肢装具（SLB）を装着して杖歩行可能

左上肢で食事→自立

　　　　服薬→可能

　　　　場合により米をとぎ、味噌汁を作ることも可能

更衣、大小便、入浴、整容→すべて自立

ただし失語症により発語不能、了解性がよいので、こちらから推察の問いかけ文に対して、yes、noのサインでコミュニケーション可能（多少字もかける）。

通常会話の発語はほとんど不能に近いが、カラオケの歌は歌える。

この現症はほとんど固定化し今も変らない。

薬は内服薬を含め5種類の内服薬服薬中。

3) 家族・同居人

本例は、サラリーマンとしてはエリートに属し、東京近郊Y市に比較的大きな一戸建て住宅に住んでいる。現在は離職中で、年金受給、妻と息子1人の3人家族だけであったが、2年前に妻と死別し現在1人で住んでいる。犬も飼っている。

息子は成人し、平成10年秋に結婚し現在別居中。いわゆる高齢者独身世帯である。ただし本例の年齢は1号保険者に該当せず、医師による特定疾病の診断書を必要とする2号保険者であることに注意のこと。

4）2号保険者として

平成12年3月、介護認定申請

一次調書は、法施行前でY市職員によって行われ、市職員による介護認定をうける。要介護度2

Y市は、ケアプラン作成を、Y市社協とB業者に依頼

5）ケアプラン作成

ア）身体介護　月に1回、AM 8時30分～PM 1時

Cリハビリテーションに投薬と言語訓練に通うための通院介護のみ

イ）家事援助　毎週（水）PM 2時～PM 4時

　　　　　　　〃（金）PM 2時～PM 4時

　　　　　　内容　食事作り、買物、本人の犬散歩随伴、掃除

ウ）複合援助　ⅰ）ボランティア団体Fによる

　　　　　　毎週（月）PM 2時～PM 4時

　　　　　　内容　外出援助

　　　　ⅱ）業者による複合援助

　　　　　　毎週（火）Iケアセンターへの通所援助、時間不詳

　　　　ⅲ）市社協による複合援助

　　　　　　毎週（木）時間は不詳　内容は外出援助

エ）Y市の福祉的費用助成のもとに週2回、火と金に保険給付外デイサービスに通所中である。

主要参考文献

1) リハビリテーションを考える：上田敏著、青木書店、1983年。
2) 社会福祉原論、第2版：福祉士養成講座編集委員会、中央法規、1997年。
3) 障害者福祉論、第2版：福祉士養成講座編集委員会、中央法規、1997年。
4) 社会福祉六法　平成12年版：新日本法規、2000年。
5) 機能的神経解剖学：E. L. House et Pansky著、山北幸男・山上栄共訳、医歯薬出版、1979年。
6) イラストによる中枢神経系の理解：杉浦和朗著、医歯薬出版、1985年。
7) 神経病学、第2版：田崎義男・吉田充男編集、医学書院、1986年。
8) 図説　ヒトのからだ：中野昭一編集、医歯薬出版、1994年。
9) 標準整形外科学、第6版：辻陽雄・石井清一編集、医学書院、1996年。
10) 脳卒中（診断から治療まで）：亀山正邦・田崎義昭共著、医学書院、1979年。
11) 内科学、第4版IV：上田英雄・武内重三郎編集、朝倉書店、1983年。
12) 内科学、第4版I：上田英雄・武内重三郎編集、朝倉書店、1983年。
13) 脳卒中最前線、第2版：福井圀彦・藤田勉・宮坂元麿編集、医歯薬出版、1997年。
14) 脳卒中の摂食・嚥下障害：藤島一郎共著、医歯薬出版、1997年。
15) リハビリテーション医学全書14　脳卒中とその他の片麻痺：福井圀彦編集、医歯薬出版、1990年。
16) （脳と神経科学シリーズ2）痴呆解明への新しい展開：宮本忠雄・高倉公明編集、メジカルビュー社、1996年。
17) 雑誌・高齢者の疾患と病態と治療、19巻6号：モダンフィジィシィアン社、新興医学、1999年。
18) （介護福祉士選書16）障害形態別介護技術I―老人編：初山泰弘・林泰史共著、健帛社、1997年。
19) 新小児医学大系13―D、小児神経学IV：鴨下重彦・白木和夫・松本脩三・矢田純一編集、中山書店, 1983年。

20) 新小児医学大系 13―E、小児神経学Ⅴ：鴨下重彦・白木和夫・松本脩三・矢田純一編集、中山書店, 1985 年。
21) リハビリテーション医学全書 15、脳性麻痺、第 2 版：五味重春編集、医歯薬出版、1992 年。
22) てんかん（有斐閣選書）：原常勝・星昭輝・秋山泰子共著、有斐閣、1981 年。
23) てんかん：秋元波留夫著、日本文化科学社、1979 年。
24) DSM―Ⅳ　精神疾患の分類と診断の手引：高橋三郎・大野裕・染矢俊幸共訳、医学書院、1997 年。
25) 食べる機能の障害：金子芳洋・向井美恵・尾本和彦共著、医歯薬出版、1997 年。
26) 脊髄損傷のすべて：G. M. Bedbrook 著、井上駿一・北原宏監訳、南江堂、1985 年。
27) 脊髄損傷マニュアル：安藤徳彦・大橋正洋・石橋哲郎・木下博共著、医学書院、1989 年。
28) ADL とその周辺、評価、指導、介護の実際：伊藤利之・鎌倉矩子編集、医学書院、1998 年。
29) 神経因性膀胱の診断と治療：服部孝道・安田耕作共著、医学書院、1985 年。
30) 日常生活動作（ADL）評価と訓練の実際、第 2 版：土屋弘吉・今田拓・大川嗣雄共著、医歯薬出版、1980 年。
31) P・T マニュアル、慢性関節リウマチの理学療法：椎野泰明著、医歯薬出版、1996 年。

障害者基本法（抜粋）

第1条　この法律は、障害者のための施策に関し、基本的理念を定め、及び国、地方公共団体等の責務を明らかにするとともに、障害者のための施策の基本となる事項を定めること等により、障害者のための施策を総合的かつ計画的に推進し、もって障害者の自立と社会、経済、文化その他あらゆる分野の活動への参加を促進することを目的とする。

第2条　この法律において「障害者」とは、身体障害、知的障害又は精神障害（以下「障害」と総称する。）があるため、長期にわたり日常生活又は社会生活に相当な制限を受ける者をいう。

第3条　すべて障害者は、個人の尊厳が重んぜられ、その尊厳にふさわしい処遇を保障される権利を有するものとする。

2　すべて障害者は、社会を構成する一員として社会、経済、文化その他あらゆる分野の活動に参加する機会を与えられるものとする。

第4条　国及び地方公共団体は、障害者の福祉を増進し、及び障害を予防する責務を有する。

第5条　国民は、社会連帯の理念に基づき、障害者の福祉の増進に協力するよう努めなければならない。

第6条　障害者は、その有する能力を活用することにより、進んで社会経済活動に参加するよう努めなければならない。

2　障害者の家庭にあっては、障害者の自立の促進に努めなければならない。

第6条の2　国民の間に広く障害者の福祉についての関心と理解を深めるとともに、障害者が社会、経済、文化その他あらゆる分野の活動に積極的に参加する意欲を高めるため、障害者の日を設ける。

2　障害者の日は、12月9日とする。

3　国及び地方公共団体は、障害者の日の趣旨にふさわしい事業を実施するよ

う努めなければならない。

第7条　障害者の福祉に関する施策は、障害者の年齢並びに障害の種別及び程度に応じて、かつ、有機的連携の下に総合的に、策定され、及び実施されなければならない。

第7条の2　政府は、障害者の福祉に関する施策及び障害の予防に関する施策の総合的かつ計画的な推進を図るため、障害者のための施策に関する基本的な計画（以下「障害者基本計画」という。）を策定しなければならない。

2　都道府県は、障害者基本計画を基本とするとともに、当該都道府県における障害者の状況等を踏まえ、当該都道府県における障害者のための施策に関する基本的な計画（以下「都道府県障害者計画」という。）を策定するよう努めなければならない。

3　市町村は、障害者基本計画（都道府県障害者計画が策定されているときは、障害者基本計画及び都道府県障害者計画）を基本とするとともに、地方自治法（昭和22年法律第67号）第2条第4項の基本構想に即し、かつ、当該市町村における障害者の状況等を踏まえ、当該市町村における障害者のための施策に関する基本的な計画（以下「市町村障害者計画」という。）を策定するよう努めなければならない。

4　内閣総理大臣は、関係行政機関の長に協議するとともに、中央障害者施策推進協議会の意見を聴いて、障害者基本計画の案を作成し、閣議の決定を求めなければならない。

5　都道府県は、都道府県障害者計画を策定するに当たつては、地方障害者施策推進協議会の意見を聴かなければならない。地方障害者施策推進協議会を設置している市町村が、市町村障害者計画を策定する場合においても同様とする。

6　政府は、障害者基本計画を策定したときは、これを国会に報告するとともに、その要旨を公表しなければならない。

7　都道府県又は市町村は、都道府県障害者計画又は市町村障害者計画を策定

したときは、その要旨を公表しなければならない。
8　第4項及び第6項の規定は障害者基本計画の変更について、第5項及び前項の規定は都道府県障害者計画又は市町村障害者計画の変更について準用する。

第8条　政府は、この法律の目的を達成するため、必要な法制上及び財政上の措置を講じなければならない。

第9条　政府は、毎年、国会に、障害者のために講じた施策の概況に関する報告書を提出しなければならない。

第10条　国及び地方公共団体は、障害者が生活機能を回復し、又は取得するために必要な医療の給付を行うよう必要な施策を講じなければならない。
2　国及び地方公共団体は、前項に規定する医療の研究及び開発を促進しなければならない。

第10条の2　国及び地方公共団体は、障害者がその年齢並びに障害の種別及び程度に応じ、施設への入所又はその利用により、適切な保護、医療、生活指導その他の指導、機能回復訓練その他の訓練又は授産を受けられるよう必要な施策を講じなければならない。
2　国及び地方公共団体は、障害者の家庭を訪問する等の方法により必要な指導若しくは訓練が行われ、又は日常生活を営むのに必要な便宜が供与されるよう必要な施策を講じなければならない。
3　国及び地方公共団体は、障害者の障害を補うために必要な補装具その他の福祉用具の給付を行うよう必要な施策を講じなければならない。
4　国及び地方公共団体は、前三項に規定する指導、訓練及び福祉用具の研究及び開発を促進しなければならない。

第11条　国及び地方公共団体は、重度の障害があり、自立することの著しく困難な障害者について、終生にわたり必要な保護等を行うよう努めなければならない。

第12条　国及び地方公共団体は、障害者がその年齢、能力並びに障害の種別

及び程度に応じ、充分な教育が受けられるようにするため、教育の内容及び方法の改善及び充実を図る等必要な施策を講じなければならない。

2　国及び地方公共団体は、障害者の教育に関する調査研究及び環境の整備を促進しなければならない。

第13条　削除

第14条　国及び地方公共団体は、障害者がその能力に応じて適当な職業に従事することができるようにするため、その障害の種別、程度等に配慮した職業指導、職業訓練及び職業紹介の実施その他必要な施策を講じなければならない。

2　国及び地方公共団体は、障害者に適した職種及び職域に関する調査研究を促進しなければならない。

第15条　国及び地方公共団体は、障害者の雇用を促進するため、障害者に適した職種又は職域について障害者の優先雇用の施策を講じなければならない。

2　事業主は、社会連帯の理念に基づき、障害者の雇用に関し、その有する能力を正当に評価し、適当な雇用の場を与えるとともに適正な雇用管理を行うことによりその雇用の安定を図るよう努めなければならない。

3　国及び地方公共団体は、障害者を雇用する事業主に対して、障害者の雇用のための経済的負担を軽減し、もつてその雇用の促進及び継続を図るため、障害者が雇用されるのに伴い必要となる施設又は設備の整備等に要する費用の助成その他必要な施策を講じなければならない。

第16条　国及び地方公共団体は、障害者に関する各種の判定及び相談業務が総合的に行われ、かつ、その制度が広く利用されるよう必要な施策を講じなければならない。

第17条　国及び地方公共団体は、障害者が障害者の福祉に関する施策に基づく各種の措置を受けた後日常生活又は社会生活を円滑に営むことができるよう指導助言をする等必要な施策を講じなければならない。

第18条　国及び地方公共団体は、第10条第2項、第10条の2第1項及び第

4項、第12条並びに第14条の規定による施策を実施するために必要な施設を整備するよう必要な措置を講じなければならない。

2　前項の施設の整備に当たつては、同項の各規定による施策が有機的かつ総合的に行なわれるよう必要な配慮がなされなければならない。

第19条　前条第1項の施設には、必要な員数の専門的技術職員、教職員その他の専門的知識又は技能を有する職員が配置されなければならない。

2　国及び地方公共団体は、前項に規定する者その他障害者の福祉に関する業務に従事する者及び第10条の2第3項に規定する福祉用具に関する専門的技術者の養成及び訓練に努めなければならない。

第20条　国及び地方公共団体は、障害者の生活の安定に資するため、年金、手当等の制度に関し必要な施策を講じなければならない。

第21条　国及び地方公共団体は、障害者に対し、事業の開始、就職、これらのために必要な知識技能の修得等を援助するため、必要な資金の貸付け、手当の支給その他必要な施策を講じなければならない。

第22条　国及び地方公共団体は、障害者の生活の安定を図るため、障害者のための住宅を確保し、及び障害者の日常生活に適するような住宅の整備を促進するよう必要な施策を講じなければならない。

第22条の2　国及び地方公共団体は、自ら設置する官公庁施設、交通施設その他の公共的施設を障害者が円滑に利用できるようにするため、当該公共的施設の構造、設備の整備等について配慮しなければならない。

2　交通施設その他の公共的施設を設置する事業者は、社会連帯の理念に基づき、当該公共的施設の構造、設備の整備等について障害者の利用の便宜を図るよう努めなければならない。

3　国及び地方公共団体は、事業者が設置する交通施設その他の公共的施設の構造、設備の整備等について障害者の利用の便宜を図るための適切な配慮が行われるよう必要な施策を講じなければならない。

第22条の3　国及び地方公共団体は、障害者が円滑に情報を利用し、及びその意思を表示できるようにするため、電気通信及び放送の役務の利用に関する障害者の利便の増進、障害者に対して情報を提供する施設の整備等が図られるよう必要な施策を講じなければならない。

2　電気通信及び放送の役務の提供を行う事業者は、社会連帯の理念に基づき、当該役務の提供に当たつては、障害者の利用の便宜を図るよう努めなければならない。

第23条　国及び地方公共団体は、障害者及び障害者を扶養する者の経済的負担の軽減を図り、又は障害者の自立の促進を図るため、税制上の措置、公共的施設の利用料等の減免その他必要な施策を講じなければならない。

第24条　障害者の福祉に関する施策の策定及び実施に当たつては、障害者の父母その他障害者の養護に当たる者がその死後における障害者の生活について懸念することのないよう特に配慮がなされなければならない。

第25条　国及び地方公共団体は、障害者の文化的意欲を満たし、若しくは障害者に文化的意欲を起こさせ、又は障害者が自主的かつ積極的にレクリエーションの活動をし、若しくはスポーツを行うことができるようにするため、施設、設備その他の諸条件の整備、文化、スポーツ等に関する活動の助成その他必要な施策を講じなければならない。

第26条　国及び地方公共団体は、国民が障害者について正しい理解を深めるよう必要な施策を講じなければならない。

第26条の2　国及び地方公共団体は、障害の原因及び予防に関する調査研究を促進しなければならない。

2　国及び地方公共団体は、障害の予防のため、必要な知識の普及、母子保健等の保健対策の強化、障害の原因となる傷病の早期発見及び早期治療の推進その他必要な施策を講じなければならない。

(第27条以下略)

索　引

あ

愛護的他動関節運動　100, 140
アテトーゼ　116
アテトーゼ跛行　122
アーノイド・キアリ症候群　134
アルツハイマー病　88
異常筋緊張亢進　120
異常姿勢反射　68
異常の筋緊張亢進　131
胃食道逆流現象　131
異所性化骨　101, 108
一次(上位)運動ニューロン障害　56
一過性脳虚血　71
陰性徴候　68
impairment　13, 24, 69, 179
ウイリアムズの腰痛体操　102
ウエスト症候群　125
ウェルナー症候群　190
ウェルニッケ失語　75
ウェルニッケの言語中枢　72
ウェルニッケ・マン姿勢　69
うつ病性仮性痴呆　86, 87
ADL　165
ADL 評価　164
嚥下障害　150, 154, 156
おしめ　148
おむつ　148

か

介護サービス調査表　169, 171, 173, 175
介護サービス調査法　165
介護保険法　10, 11, 146, 182, 195
介護療養型医療施設　184, 186
介護老人福祉施設　184, 185
介護老人保健施設　184, 185
外傷性脊髄損傷　106, 132
改訂長谷川式簡易知能評価スケール
　　　　　　　　　　　　174, 177
鏡症状　89

核上性の損傷　110
下肢麻痺　159
家政学的範囲での生活援助　174
仮性球麻痺　71, 154, 155
仮性痴呆　86, 87
片麻痺　58, 66, 68, 69, 71, 90, 160, 161
感覚運動統合訓練　68, 69
間歇的導尿法　134
換語障害　73
感情失禁　90
関節運動範囲　62
関節強直　65
関節拘縮　65
観念運動失行　76
観念失行　76
気管カニューレ　108, 158
義肢　111, 113
義手　111～113
義足　111, 112
機能的自立度評価法　169
基本肢位　62
記銘力障害　88～90
吸引反射　89, 140
QOL　16, 24, 36, 122, 146
球麻痺　154
胸髄以下の脊髄損傷　109
胸髄損傷　109, 110
鋏足変形　118
胸腰髄損傷　106, 107
居宅サービス　183, 186
居宅療養管理指導　183, 184
起立性低血圧　101
筋萎縮性側索硬化症(ALS)　83
筋ジストロフィー　58, 136, 137, 156, 164
空間失認　77
くも膜下出血　66, 70, 71, 105
グループホーム　186
車椅子　17, 23, 70, 109, 110, 112, 157, 159, 160
ケアプラン　183, 197, 200

ケアマネジャー　183,196,198
経管栄養　131,150
経口摂取訓練　153,154
頚髄損傷　106〜108
痙性跛行　117〜119
痙性麻痺　57,61,68
痙直(性)麻痺　59
経鼻・空腸カテーテル栄養　132
ゲルストマン症候群　77
言語聴覚士　180,181,193
言語野孤立症候群　75
言語了解　74,75
見当識　86,139
見当識障害　90
原発性てんかん　123
原発性パーキンソン病　77
健忘失語　88,89
誤飲　153
構音障害　72,90
高血圧症　67,95
後見支援センター　176,178
高脂血症　97
後縦靱帯硬化症　105,187
構成失行　76
喉頭閉鎖不全　155
高齢化社会　92
誤えん　151,153,155
股関節周辺軟部解離術　119
語義失語　75
語健忘　75,89
固縮型麻痺　59
呼称障害　73
骨粗しょう症　52,187
コミュニケーション障害　144
コルサコフ症候群　91,140

さ
座位保持装置　158
作業療法士　180,181,193
錯音　74
錯語　73,75
CP片麻痺型　161
弛緩性麻痺　58,61,134

視空間失認　88,89
四肢麻痺　58,68,156
施設サービス　184
失禁　91,135,146〜148
失語　68,72,90,143
失行　56,68,74,76,88,90,145
失算　88
失書　74,88
失調型麻痺　59
失読　74
失認　56,68,77,90,145
失脳状態　130
失名詞失語　73,75
自発言語の障害　73
自閉症　128
シャイ、ドレガー症候群　188
社会福祉士　176
社会福祉主事　176
ジャーゴン失語　73
重症心身障害　129,130
重複片麻痺　59
手段的日常生活動作　174
障害者基本法　5
障害者の権利宣言　10,27
障害受容　20,22,23
障害予防　36
症候性てんかん　123
褥瘡　103,104,108,111,134
ショートステイ　183,184,186
自律神経過緊張反射　110
自律神経反射過敏　108
神経因性膀胱　109,135
神経因性膀胱障害　108
心身障害者対策基本法　5
身体障害者雇用促進法　28
身体のすり抜け現象　137
深部静脈血栓症　102
スワンネック変形　82
清潔間歇導尿法　135
正常圧水頭症　91,134
脊髄空洞症　106
脊髄腫瘍後遺症　105
脊髄小脳変性症　188

脊髄損傷　105,106,132,134
脊髄瘤　132,134
脊損患者　164
脊柱管狭窄症　189
脊椎カリエス　105
脊椎管狭窄症　105
摂食困難　72,149,150,151,155
絶対的全介助　157
絶対的全介助者　158
切断　111〜113
切迫性失禁　148
潜在性二分脊椎　132

た

ダイプレジア　117〜119,121
ダイプレジア型CP　159
対麻痺　58
多発性脳梗塞　160
短期入所生活介護　183,185
短期入所療養介護　184,185
単麻痺　58
知的発達障害　125
痴呆　71,84〜87,125,126,142,146
痴呆対応型生活共同介護　184,185
着衣失行　76,89
中心静脈栄養法　132
中性脂肪　97
長下肢装具　110
超重度障害児　130
(超)早期リハビリテーション　179
超皮質性感覚失語　75
沈下性肺炎　102
通所介護　185
通所リハビリテーション　185
低運動性症候群　99
デイケア　183,185
低血圧症候群　105
デイサービス　183,185,186
disability　15,24,179
disease　14,179
低比重コレステロール　97,140
手びき歩行　159
てんかん　123〜125

てんかん合併　121
てんかん合併率　120
てんかん発作　130
電動車椅子　121,158,159
等尺性運動訓練　100
等尺性収縮　55
等張性運動訓練　100
等張性収縮　55
糖尿病　98
糖尿病性昏睡　94
糖尿病性腎症　99,191
糖尿病性ニューロパチー(神経異常)
　99,190
糖尿病性網膜症　99,191
動揺性跛行　137
特別養護老人ホーム　184〜186
徒手的筋弛緩法　131
登はん性起立　137
トリガーポイント　110
呑気現象除去　131

な

二次(下位)運動ニューロン障害　56
二次性パーキンソニズム　78
日常生活援助　174
日常生活動作　31
二分脊椎　105,132〜136
尿路逆流現象　135
寝たきり症候群　99
脳虚血性壊死　66
脳血管障害　66,67,164
脳血管障害性パーキンソニズム　78〜80
脳血管性痴呆　90
脳血管発作　66
脳血栓症　66,71,155
脳梗塞　66,71
脳室・腹腔シャント手術　133
脳出血　70
脳性麻痺　114〜116,129,164
脳塞栓症　66,71
脳卒中　66,67
能動義手　112,113
脳内出血　66

ノーマリゼーション　25,36

は

把握反射　89,140
廃用性筋萎縮　100
廃用性骨萎縮　101
廃用性症候群　93,99,104
パーキンソン病　77〜80
Barthel法　165
パラプレジア　117,118
反射性排尿　109,147
半側性空間無視　77
handicap　17,25,179
ハンマー指　82
非対称性頚筋緊張性反射　152
人の運動発達　57
病態失調　77
フォコメリア　113
復唱　73〜75
不随意型運動麻痺　59,60
プッシュアップ動作　108
部分的全介助　157
部分的全介助者　158
ブローカ失語　74,75
ブローカの言語中枢　72
閉塞性動脈硬化症　191
ヘルパー派遣事業　181
変形性関節症　192
膀胱訓練　110,148
膀胱結石　108
訪問介護　183,184
訪問看護　183,184
訪問入浴介護　183
訪問リハビリテーション　183,184

ボタン穴変形　82

ま

末梢神経麻痺　58,61
麻痺　55,56,58,59,61
麻痺性構音障害　72
慢性硬膜下血腫　91
慢性閉塞性肺疾患　192
未熟児網膜症　118
無菌的間歇導尿法　110
メディカルソーシャルワーカー　181
モノプレシア　116

や

夜間せん妄　90
要介護度(支援度)認定　183
要介護認定　10,11,183,186
要支援判定　186,193
腰髄脊髄損傷　110
陽性徴候　68
腰痛体操　101

ら

リウマチ　80,81,83,164
理学療法士　180,181,193
離乳　152
リモデリング(再造形)　52
両麻痺　58
レノックス・ガスト症候群　125
老人ボケ　86
老人保健病院　184
老年症候群　95
老年痴呆　89
老年病　95

介護福祉士・ケアマネジャーのための
リハビリテーション医学

■著者略歴■

石田三郎（いしだ・さぶろう）

1932年　生まれ
1958年　千葉大学医学部卒業
1969年　医学博士
1969年～1988年
　　　　千葉県肢体不自由児施設施設長
1989年～1998年
　　　　千葉県千葉リハビリテーションセンター施設局長
1999年より
　　　　松戸市発達センター非常勤講師
　　　　千葉県肢体不自由児協会理事
　　　　千葉大学教育学部非常勤講師
　　　　植草学園短期大学非常勤講師
　　　　千葉県医療技術大学非常勤講師
　　　　を勤める
著　書　わらびさぶろうのペンネームで詩集4冊、童話集1冊、おとなの童話集1冊がある

2001年2月20日発行

著　者　石　田　三　郎
発行者　山　脇　洋　亮
印刷者　三美印刷㈱

発　行　東京都千代田区飯田橋4-4-8　同成社
　　　　東京中央ビル内
　　　　TEL 03-3239-1467　振替 00140-0-20618

©Printed in Japan The Doshei Pubulishing Co.,
ISBN 4-88621-216-6　C3075